주치의 결핍증

주치의 결핍증

초판 1쇄 발행   2022년 11월 28일

지은이 | 심재용, 손다혜

펴낸이 | 김광근
펴낸곳 | KIMUS(키머스)
감수 | 이용제
도움을 준 전공의와 전문의 | 김보람, 변상현, 양승호, 윤은경, 최혜림, 홍기홍 (가나다 순)
디자인 | 은디자인

등록 | 제2010-000050
주소 | 서울시 서초구 매헌로10길 8 601호
전화 | 010-2636-1128
이메일 | kimus12@nate.com

ISBN 979-11-980440-0-6 03510

주치의 결핍증

심재용, 손다혜 지음

이용제 감수

환자를 함께 진료하고 사례 발표에 도움을 준 전공의와 전문의:

김보람, 변상현, 양승호, 윤은경, 최혜림, 홍기홍 (가나다 순)

KIMUS

추천의 글

국내 의료계는 지난 수십 년 동안 급성기 질환의 치료를 위한 첨단 의료 지식과 기술 분야에서 괄목한 성과를 내며 급속히 발전하였다. 그 결과 암의 5년 생존율, 급성심근경색증, 뇌졸중 등의 치료 성과는 OECD 국가 중 상위권으로 세계적인 수준이다. 하지만 만성 질환 관리를 위한 일차의료 영역의 성과는 매우 뒤쳐져 있는 기형적인 모습을 갖고 있다. 실제로 고혈압 환자에서 목표 혈압 이내로 조절되는 비율은 절반에 못 미치며, 당뇨병 환자에서 목표 혈당 이내로 조절되는 비율은 4명 중 한 명에 머물고 있다. 이 때문에 당뇨병으로 인한 사망률은 OECD 국가 평균의 1.5배에 달한다. 즉 문제가 생긴 다음에 치료는 매우 잘하지만 문제 자체가 생기지 않도록 질병을 예방하고 관리하는 의료 영역은 뒤떨어져 있다.

그 이유는 무엇일까? 다양한 이유를 들 수 있겠지만 가장 중요한 것은 주치의를 통한 일차의료의 역할과 기능이 정립되어 있지 않기 때문이다. 질병을 예방하고 관리하는 것은 첨단 의료 장비와 기술보다는 환자 교육과 상담, 그리고 생활습관 개선과 건강위험요인의 철저한 관리를 통해 이루어지는 것이기 때문이다. 이것이 바로 일차의료의 역할과 기능이다. 일차의료를 영어로 표기하면 "primary care"이다. 이 중 "primary"의 사전적 의미는 '첫 번째로 중요하고 근본적인' 또는 '어떤 것보다 중요하고 주된'이라는 의미이다. 즉 primary care는 "무엇보다 중요하고 근본적인 의료"라는 뜻이다. 이것이 흔히 숫자 1로 잘못 표기되어 "전문적인 지식이 없이 단순한 처치를 하는 의료"로 오해되어 왔다. 이러한 오해와 불신이 우리나라 의료 시스템을 더욱 왜곡시키고 의료 자원의 효율적 사용을 가로 막는 중요한 이유가 되고 있다.

그러면 우리나라에서 일차의료가 제 기능과 역할을 다하기 위해 필요한 조건은 무엇일까? 가장 시급하게 필요한 것이 바로 주치의 개념의 확립이다. 일차의료의 핵심가치 중 하나인 '책임 의료'는 건실한 주치의의 역할이 없이는 발전하기 어렵다. 그것은 환자들의 모든 문제에 대해 분명한 책임감을 갖고 "건강 길잡이"와 더불어 "건강 지킴이의 역할"을 하는 의사가 바로 주치의이기 때문이다. 즉 주치의는 오로지 환자의 유익을 위해 일하는 옹호자, 조정자의 역할과 더불어 환자의 친구, 상담자로서 도움을 줄 수 있어야 한다. 이것이 바로 일차의료 주치의의 전문직업성, 즉 프로페셔널리즘이다.

우리 사회가 올바른 역할을 하는 주치의를 절실히 필요로 하는 시점에 주치의의 필요성과 개념을 알기 쉽고 재미있게 기술한 도서가 출간되어 감사하고 기쁜 마음으로 추천의 글을 올린다.

이 덕 철

연세의대 가정의학과 교수

전 대한 가정의학회 이사장

추천의 글

이 책은 우리나라의 건강보험체계에서 여러 병·의원을 전전하면서도 정확한 진단을 받을 수 없는 우리 사회의 흔한 진료 문제에 대해 이야기하고 있다. 환자와 의사가 신뢰할 만한 관계를 가지고 있을 때, 즉 주치의로 환자와 의사의 관계가 맺어져 환자가 의사의 말에 신뢰감을 가지고 따르게 되면, 여러 가지 편익이 발생한다. 하지만 환자가 주치의를 가지지 않게 되면, 의사를 잘 믿지 못하기 때문에 여러 의료기관을 전전하고난 후 먼저 본 의사가 한 이야기가 맞구나 하고 깨닫고는 첫 번째 의사에게로 돌아가게 된다. 이른바 닥터 쇼핑이라 하는 비용을 들이고 나서야 환자는 비로소 의사의 말을 신뢰하게 되는 것이다

의사는 어떠한가? 주치의라면 그동안 오래 보아온 환자에 대해서 환자의 병력, 가족력, 나이, 직업을 통해 건강관리 방안을 수립해 체계적으로 건강관리를 하고, 환자의 눈높이에 맞게 의학정보를 쉽게 설명하고, 이 환자에게 필요한 의료 외 돌봄, 복지서비스를 지역에서 얻을 수 있게 연결해 줄 수 있다. 그러나 주치의가 아니라면, 어쩌다 오는 환자에 대해서 책임지려고 하지 않고, 방어적으로

진료하고, 자세히 살펴보는 것만으로도 해결방안을 찾아 줄 수 있는데 이런 수고를 거치지 않고 고가 검사에 의존하거나 종합병원에 의뢰해 버리곤 한다. 급성기 질환 치료에 필요한 특정 응급 수술이나 단기간 입원 등의 처치를 먼저하고 필요한 경우 집중 치료나 추가적인 정밀 검사를 할 수 있는 병원에 의뢰를 하는 게 아니라, 막연히 큰 병원에 의뢰해 버리면 환자는 종합병원에 가서 온갖 검사를 다한 후에 별것 아니니, 지역의원에서 치료 받으라는 말을 듣고 온다. 이러한 바보 같은 일들이 일상에서 벌어지는 것이 오늘의 현실이다.

환자와 의사의 신뢰관계가 깨어지면 발생하는 불신의 대가는 너무 심각하다. 이 책은 바로 의료 분야에서 일상적으로 벌어지는 불신의 대가^{사회적 비용}가 우리에게 얼마나 심각한 피해를 주고 있는지를 여러 사례를 통해서 보여주고 있다. 한국의 보건 의료가 위기에 봉착해 있다는 것은 여러 형태로 감지되고 있는데, 이러한 고비용 저효율의 의료 구조, 의료 왜곡의 심각한 문제가 아직 문제로 인식되지 못하고 있다.

일반적으로 사람은 입원이나 수술과 같은 급성기 치료를 받게 되는 것이 적어도 2, 3번 일어날 수 있다. 가능하다면, 일생 중 경험하지 않는 것이 가장 좋지만, 현대사회에서 빈번한 사고와 재난으로 응급실로 실려 들어가 응급 처치를 받게 될 수 있고, 또 뇌출혈과 심근경색 등 급성기 질환이 갑자기 발생해 역시 입원치료와 수술을 받을 수도 있다. 종합병원에서의 급성기 치료는 자원을 집중적으로 소모하고 의료비가 많이 들기 때문에 전체 의료비를 효율적으로 관리하기 위해서는 가능하면, 종합병원을 통한 진료는 되도록 줄이는 것이 좋다. 질병의 전체 경과를 보아도, 가능하면 질병을 사전에 예방하는 것이 의료비 증가 예방에 도움이 된다. 급성기 질환 치료 후 장애 발생 혹은 만성질환으로 이어지는 경우에도 지역사회에서 환자를 돌보고 치료를 맡아야 한다. 이론적으로 보면, 종합병원에서 급성기 치료를 받아야만 하는 경우는 전체 의료기관 방문의 3% 정도로 극히 일부에 국한된다. 그러므로 일부 급성기 치료를 제외하곤 거의 대부분의 의료 이용은 일차의료기관에서 해결될 수 있다. 그럼에도 우리나라 소비자들은 종합병원 의사를 만나야 명의를 만난 것으로 이해한다. 이런 구조에서는 주치의 부재에 따른 심각한 사회적 비용을 감당할 수밖에 없는 것이다. 우리나라 의료비가 GDP에서 차지하는 비중이 작년에 OECD 국가의 평균 수치인 8.6%에 근접해 있으며, 곧 추월할 것으로 예상된다.

오늘날 대부분의 국가들은 노인인구의 증가와 만성질환의 증가를 경험하고 있다. 이에 수반하는 의료비 상승과 의료서비스 질 문제가 보건의료 영역에서 해결해야 할 과제로 대두되고 있다. 만성질환의 질병 부담은 전세계 사망 원인의 80%를 차지한다. 매년 3천6백만 명이 만성질환으로 사망하고 있으며, 이중 심혈관질환, 호흡기질환, 암, 당뇨병 등 4개 질병군이 80%를 차지한다.

국내에서도 인구 고령화, 생활습관 변화 등으로 인해 만성질환과 관련된 사회적, 개인적 부담이 급격하게 증가하고 있다. 세계보건기구 통계에 의하면 우리나라도 전체 사망 원인의 82%는 만성질환에 기인한다. 질병의 사전 예방, 만성질환의 관리는 일차의료 주치의에 의해 이루어지기에, 고령화가 급속히 진행되면서 만성질환이 급격히 증가될 우리나라에서는 특별히 주치의 결핍으로 인한 여러 병리 현상이 더 심각해질 것으로 생각된다.

소비자 환자나 의사가 겪게 되는 이 심각한 피해를 이제는 우리 사회가 직시해야 할 것이다. 고령화를 일찍 경험한 영국, 덴마크, 네덜란드 등 유럽이나 뉴질랜드, 그리고 미국에 이르기까지 이러한 문제를 해결하기 위해 주치의 제도를 도입하고 일차의료를 지속적으로 개혁해 온 경험을 가지고 있다. 환자와 의사가 주치의를 통해 신뢰관계를 전제로 건강 문제를 해결하기 위해 서로 협력할 때, 지금 우리 사회가 겪고 있는 심각한 의료 문제를 해결해 나갈 수 있다고 확신한다. 아무쪼록 이 책을 통해 우리 사회가 주치의 부재로 발생하는 의료 문제를 해결하는 실마리를 찾기를 원한다. 이 책을 한 번 읽어 보시기를 강력히 추천드린다.

임 종 한

인하대 의과대학 학장

한국일차보건의료학회 회장

이야기를 엮어내며

세계보건기구WHO 헌장 전문에 '완전한 신체적, 심리적, 사회적 안녕 상태'로 정의된 건강은 선포된 이후 지금까지 이 지구상에서 한번도 성취된 적이 없었던 것 같다. 이 모든 영역에서의 완전한 건강이란 아마도 처음부터 결코 도달할 수 없는 북극성 같은 방향표 지판이거나, 너무 아름다워 손으로 잡으려는 순간 어느새 저만치 멀어져 있는 무지개 같다고나 할까? 그러므로 건강은 신체적 문제 한 가지에 집중하는 종합병원에서 달성할 수 있는 목표는 더더욱 아닐 것이고, 온 인류가 모든 노력을 쏟아 부었음에도 무병장수를 이루었다는 소식을 들어보지 못하였다. 불로초를 구하려 동쪽 바다 건너 사신을 보냈던 진시황은 50세의 젊은 나이에 사망했고, 흉노를 막으려 백성의 피와 땀으로 만리장성을 쌓았던 진나라는 겨우 15년만에 자기 나라 군인이었던 항우에 의해 패망했던 것처럼 오히려 자원을 한곳에 집중한다면 다른 영역에서의 건강은 더욱 피폐하게 된다.

극빈 국가에서 딱딱한 빵 한 조각과 물 한 모금은 부자 나라에서 맛보기 힘든 기쁨을 잠시나마 줄 수 있다. 그곳 단기 무료의료봉사

캠프 앞에는 멀리서 걸어 온 환자들이 감사한 마음으로 줄을 서나, 우리나라 대학병원의 붐비는 외래 앞에는 조금만 늦어져도 짜증을 내는 환자들이 많다. 그러나 어쩔 수 없다. 우리 백성이 비록 공짜는 아니지만 원가에도 미치지 못하는 보험 수가에 감사할 염치가 없는 게 아니라, 의료가 어느 수준을 넘어서면 조금 더 나은 서비스를 위해 엄청난 대가를 치루고도 불만스러울 수밖에 없는 한계효용 체감의 법칙 때문이다. 떡 하나 주면 안 잡아먹겠다고 야금야금 떡을 다 먹었던 호랑이가 결국 오누이의 어머니를 잡아먹은 것처럼, 늘어나는 노인층 인구와 고가의 첨단의료 수요에 대한 행위별 수가의 완전 보장은 우리나라의 보건의료체계를 통째로 잡아먹고 말 것이다.

제한된 의료 자원을 가장 효율적으로 사용하면서도 환자의 만족을 극대화할 수 있는 답은 주치의 제도 외에는 없다. 그러나 효율성만을 이유로 도입된 제도가 의료비 절감을 위한 통제의 수단으로 전락할까 두려운 의료계가 반대의 목소리를 내는 상황에서 주치의라는 말을 꺼내는 것조차 조심스럽다. 그렇다고 만성질환관리제와 같은 유사품으로는 주치의의 진면목을 다 보여줄 수 없다. 여러 단체와 연구자들이 제시하고 있는 주치의 제도의 시행 방법을 이 책에서 반복 설명할 생각은 없다. 다만 어쩌다 가정의학과를 찾아왔다가 건강 문제가 해결되고 나를 언제나 주치의로 생각해주시는 환자분들에 대한 보답으로 이야기를 엮어보았다. 좀더 건강하고 나은 세상을 바라는 의사들이 우리나라에 주치의 제도가 없기 때문에 생기는 흔한 문제에 눈을 뜨게 할 목적으로 주치의 결핍증이라는 이름을 짓고 사례를 들었다. 그렇지만 언제나 나의 아내인 가정의학과 전문의 이신휘의 조언, 타과 전문의의 시선으로 글을 검토해 준 손다혜 교수의 남편 순환기내과 하현수 선생님과 육아를 도와주신 어머니들 덕분이 아니었다면 이 책은 재미없는 사례집에 불과할 뻔했다.

이 책을 통해 일단 주치의 결핍증이 보이기 시작하면 주치의 제도의 시행을 더이상 미루는 것은 우리 의사를 주치의라 믿고 따르고 있는 환자의 믿음을 저버리는 것임을 알게 될 것이다.

목 차

1부

주치의 결핍증

chapter 1

이야기의 시작

이 책의 제목은 얼굴이 붉어지고 어지러웠던 한 할머니로부터 시작되었다. 효심이 많은 3명의 자녀들과 함께 7개월 동안 여러 병원과 전문의를 전전하다가 결국 가정의학과에 와서 불편함을 호소하시던 할머니는 다음 날부터 모든 증상이 좋아지는 놀라운 이야기로 결말을 맺는다. 아니, 새로운 이야기가 시작되었다. 멀리 남쪽 끝 한 지방도시에 사시는 할머니와 그 자녀들은 이제부터 모든 치료는 서울에 있는 우리 병원 가정의학과에서 하시겠다고 하였는데, 우리의 처방은 이제부터 거주하시는 동네에 쉽게 찾아갈 수 있는 주치의를 구하시라는 권고였다. 그 할머니의 증상이 사라진 이유는 끈실기고 세밀한 병력 청취로 고혈압 약물 중 하나를 중단한 덕분이었다. 만일 그 할머니에게 신뢰할 수 있는 주치의가 있었다면 그동안 그렇게 힘들게 많은 검사와 약물치료를 하고, 여러 병원을 전전하다가 결국 서울의 상급종합병원까지 올라올 필요가 없었을 것이다.

chapter 2

주치의가 없는 문제

　신체의 각 기관과 기능별로 전문화된 의사들은 각자의 분야에서 최선을 다해 의학을 발전시키며 인간의 수명을 늘리고 삶의 질이 더 나아지도록 도모해 왔다. 그 노력 덕분에 우리의 삶이 더 나아지고, 과거에는 치료가 불가능하다고만 생각되어 온 질병에서 회복할 수 있게 한 공에 대해서는 입이 닳도록 칭찬해도 부족할 것이다. 하지만 인간 전체의 수명 연장과 삶의 질 향상에 충분한 영양과 위생적인 환경보다 의학의 발전이 더 크게 기여했다고 말하기엔 좀 주저하게 된다. 의학보다는 전쟁을 멈추고 평화를 이끌어내는 양보와 화해의 지성, 경제의 성장으로 인한 과학기술, 교통과 통신의 발달이 더 많은 찬사를 받아야 하지 않을까? 의학이 불로장생의 꿈을 이

룰 정도로 발전하게 된다면 인간은 과연 정말 행복해질 수 있을까?

인류가 사용할 수 있는 자원은 제한되어 있다. 개인의 질병 치료 효과에 중점을 두는 의학의 독주는 오히려 다른 분야, 이를테면 보건학과 같이 지역사회 주민의 건강 향상과 자원의 효율적 사용을 등한시하게 만들 수 있다. 뿐만 아니라 교육과 문화 등과 같이 우리를 더 인간답고 행복하게 할 수 있는 분야에 투입할 수 있는 자원은 남지 않게 될 것이다. 그러므로 제한된 자원 안에서 전체 국민의 건강을 효율적으로 향상시키는 보건의료 정책은 반드시 필요하다.

우리나라의 보건의료체계는 (70% 정도의 원가 보전을 그럭저럭 수긍해온 의료인의 헌신이 있었기에) 값싼 비용으로 전국민의 건강을 효율적으로 관리할 수 있도록 만들어졌다. 개인이 부담할 의료비가 적은 덕에, 개인 의원의 외래도 자주 찾을 수 있고, 대형병원의 고가 장비도 쉽게 이용할 수 있게 되면서, 검사 중심의 대량 진단과 집중 치료 경험을 쌓을 수 있게 되었고, 덕분에 대한민국의 의료 기술도 세계적인 수준으로 발전되었다.

그러나 저렴한 수가로 의사의 행위를 통제하면서 과거 젊은 인구구조의 대한민국에서 흑자를 기록해 왔던 우리나라의 건강보험체계는 2025년 이후 노인 인구가 20%를 넘어서는 초고령시대에는 더이상 효율적이거나 흑자를 유지할 수 있는 지속 가능한 시스템이 아니다. 노인들은 만성퇴행성질환을 한두 개 이상은 가지고 있어 많은 의료비를 사용하는데, 행위별 수가의 보장성 강화는 대형 병원의 문턱을 더욱 낮추어 잠재적 의료 수요를 촉발함으로써 건강보험은 이미 적자가 나기 시작하였다. 앞으로도 현재와 같이 환자가 병·의원을 자유롭게 선택하면서 검사와 처방이 중복되는 낭비적 요인을 방치한다면 적자 규모는 더욱더 커질 것이다. 만일 건강보험이 누적된 적자 때문에 수가를 청구한 병·의원에 제때 지급하지 못하여 경영난에 처한 의료기관들과 관련 산업의 줄도산으로 이어지게 된다면 한순간에 우리의 건강보험체계는 마비될 위험이 있다.

그런데 건강보험의 재정 적자는 우리 보건의료체계의 모순이 가져온 여러 부작용 가운데 경제적 측면의 일부일 뿐이다. 그것도 환자와 보호자가 오랫동안 병·의원을 전전하면서 교통비와 근무 손실과 같은 기회비용을 포함한 간접의료비용은 제외한 것이다. 이 책은 발전되고 저렴한 우리나라의 건강보험체계에서 여러 병·의원을 전전하면서도 정확한 진단을 받을 수 없는 흔한 풍경에 대한 문제에 대해 이야기하고자 한다. 이런 문제의 원인이 모호할 때 이것을 '주치의 결핍증'이라고 불러보면 갑자기 단순하면서도 명료하게 문제가 파악이 되고 설명이 된다.

처음에는 아무리 국민 전체 건강의 총합을 높여줄 좋은 의도로 시작되었다 히더라도, 시대가 바뀌어 여러 모순을 드러내고 있는 현재의 보건의료체계는 더이상 우리를 행복의 나라로 이끌어 줄 수 없을 것 같다.

chapter 3

이어지는 이야기

몇 가지 테스트를 해보자. 이 타원들은 이어져 있는가?

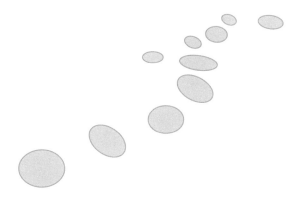

물리적으로는 당연히 떨어져 있는 타원들이다. 그렇다면 다음 그림은 어떠한가?

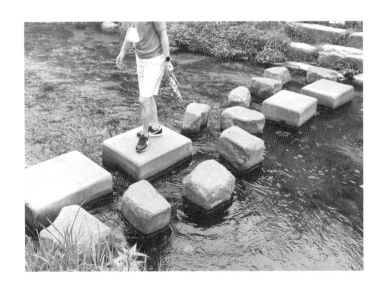

　징검다리는 서로 떨어져 있는 돌들이 사람을 건너게 할 수 있다. 부모나 형제, 또는 친구나 직장 동료는 어떠한가? 손에 손을 서로 잡고 있지 않아도 한 울타리 안에 묶을 수도 있고, 기억과 대화, 또는 일을 통해 이어져 있다고 할 수 있다. 소망교회 김진경 목사는 코로나 유행 초기에 설교를 통해 '사회적 거리두기'라는 말 대신 '멀리서 함께하기'라는 말을 대안으로 제시하였다. 함께한다는 건 옆에 꼭 붙어 있어야만 되는 것이 아니라 멀리서도 얼마든지 같은 생각을 하고 공감하고 연결되어 있음을 느끼는 것이다.

　이어 보고 협동하는 능력이 실은 인류의 생존 지능 중 하나였다. 함께 느낄 뿐만 아니라 위험에 대비하고, 힘을 합해 거친 환경의 문제를 헤쳐 나가고 다른 대형 동물과의 경쟁에서 이길 수 있게 하는 지능이었다. 조상들의 경험과 지혜는 이야기와 역사 기록을 통해 후손들에게 이어져 왔고, 오늘날의 발달된 인류 문명이 가능케 되었다.

이 덕택으로 의학도 발달되었지만, 고도로 전문화되고 분과로 토막토막 나누어진 진료 현장에서는 얼핏 이 능력이 별로 중요해 보이지 않았던 것 같다. 아니 우리 건강보험의 수가체계는 이 능력을 거의 무시하고 있었다. 여러 가지 문제를 동시에 가진 환자를 세부 전문가가 나누어 따로 진료하고, 뻔한 것도 중복 검사를 하면 빠르게 많은 환자를 보며 수입이 늘어날 수 있는 구조가 되었고, 의료기관은 이를 따라가야 저수가 건강보험에서 살아남을 수 있게 되었다. 먹이로 동물의 행동을 조종하는 조련사와 같이, 건강보험은 수가와 지원금 등으로 의사와 그들이 속한 의료기관을 조종할 수 있게 되었다. 이런 시스템은 적어도 고령사회 이전에는 가능했다.

우리 건강보험 수가체계 아래에서는 오랜 시간을 들여 여러 가지 문제를 가진 환자를 진료한다고 해서 두 배로 보상 받을 수 없다. 여러 전문과에서 중복하여 처방된 약물을 줄여준다고 절약된 약값에 대해 고마워하지도 않는다(이를 보상하는 국가도 있긴 하다). 병력 청취만으로도 충분하다고 생각하여 굳이 다른 검사를 하지 않았다고 해서 아낀 검사비만큼 더 지원해 주지 않는다. 그리고 환자는 감염이 만연한 시대에도 여전히 제약없이 여러 병원을 다니면서

(혹시 모를 잠재적인 전염병을 퍼뜨릴 수도 있지만) 건강보험 혜택을 당당히 받을 수 있다. 이어 보고 함께 보는 능력을 인정하지 않는 것은 우리의 건강보험체계에 부메랑이 되어 더 많은 의사의 진료, 더 많은 검사와 약물처방으로 이어지게 되고, 앞서 말한 바와 같이 빠르게 건강보험 재정을 잠식하고 우리의 보건의료체계를 위협하고 있다.

그런데 더 큰 문제는 소위 심평의학(심평은 건강보험심사평가원의 준말이다)에 길들여진 의사의 진료 능력과 대학병원의 수련 현장이다. 복잡하고 여러 건강 문제를 동시에 가진 노인 환자를 진료하다 보면, 여러 의사가 자문이라는 이름으로 나누어 보고, 중복 검사해 봐도 대체 문제가 어디서부터 시작되었는지, 어쩌다 이렇게도 많은 약을 사용하고 있는지 전혀 감을 잡을 수조차 없을 때가 많다. 차분히 이야기를 들어보려 해도, 시간에 쫓겨 다음 노인 환자로 옮겨 가게 된다(그래도 다행히? 건강보험은 수가를 보장해준다). 하지만 다음 번 노인 환자에게는 이런 문제가 없을까? 의학 교과서와 각종 논문집에 나온 어떤 병태생리학적 설명도 만족스럽지 않아 결국 의사는 좌절한다. 그러면 또 다른 검사를 들이밀거나, 내가 잘 모르는 조그마한 신체 단서와 관련되었을지도 모르는 타 임상과로 신속히 의뢰하고 안도하기도 한다. 어쨌든 검사 결과는 정상이니 학생 때 정신과학 시간에 배운 것 중 이럴 때 편리한 진단명인 건강염려증 환자로 분류하고, 환자더러 의사장보기 doctor shopping 하지 말라고 야단

치거나 정신건강의학과 진료를 권유하며 곤란한 상황을 빠져나갈 수 있는 방법을 배운다. 결국 많은 환자의 사례를 경험한 의사가 우수한 논문도 쓸 수 있고, 자기가 속한 의료기관에서 수익이 높은 우수 교수로 칭찬받을 것이니, 별다른 문제는 생기지 않을 것이다. 이런 진료 행태는 보상(수익이 높은 과는 교수 증원, 임상과 지원비가 늘어난다)을 통해 강화된다.

그리고 의사는 이렇게 생각한다.

'내가 진료 안 해도 환자는 어차피 맞는 의사에게 갈 테니까 우리 의료시스템이 어떻게든 해결하게 되겠지. 그것 말고도 당장 더 중요한 문제가 많다.'

그런데 환자는 이렇게 생각한다.

'대한민국에 의사는 많은데, 내 병을 고칠 의사는 없네.'

그리고는 오늘도 내일도 새로운 의사를 찾아 전국을 돌아다닌다. 그리고 의사가 부족하다고 하며 공공의료를 위한 의과대학 증설과 의사의 증원을 외친다.

이 글을 쓰고 있는 현재 우리나라의 고혈압 환자수는 1,300만

명, 당뇨병 환자수는 500만 명, 당뇨병 위험 환자는 1,000만 명 정도로 추산되며, 이 숫자는 계속 증가하는 추세이다. 그렇기 때문에 의사는 누구나 고혈압과 당뇨병을 치료할 수 있도록 의과대학의 순환기내과^{심장내과}, 내분비대사내과에 소속된 명의 교수들이 많은 시간을 할애하여 가르친다. 그렇지만 대부분 전문과의 전공의 수련 과정에서 직접 고혈압과 당뇨병 약을 자유롭게 처방 내리지 못하고, 윗 연차 전공의에게 혼나지 않기 위해 혈압이 높으면 순환기내과로, 혈당이 높으면 내분비대사내과로 신속하게 자문을 구하도록 3~4년을 단련한 후 각 분야의 전문의가 된다. 그렇기 때문에 순환기내과나 내분비대사내과 외의 다른 분야라면 전문의를 취득한 후에라도 나중에 따로 공부하지 않고는 이렇게 흔한 만성질환에 대처하지 못한다. 의과대학 졸업 후 바로 공중보건의로 투입된 의사들은 그동안 지역사회에서 고혈압과 당뇨병 약을 처방할 수 있었으나, 나중에 전공의 수련 과정에서 이 능력이 퇴화된다. 2018년 11월 기준 전국의 순환기내과 분과전문의 수는 대략 1,200명, 내분비대사내과 분과전문의 수는 800명에 조금 못 미친다. 그럴 리 없겠지만 만일 특정 질병은 특정 분과전문의만이 치료하도록 제도화된다는 엉뚱한 가정을 해보자. 그러면 한 명의 분과전문의가 1년에 1만 명이 넘는 환자를 돌보아야 한다는 계산이 나온다. 일요일과 공휴일만 쉬고 1년 300일 정도 진료하고, 약을 3개월에 한 번 정도 처방한다고 가정하면 하루 132명 정도 진료해야 한다. 5분 진료를 하면 하루 13시간을 쉬지 않고 진료하는 셈이다. 이조차 고혈압과 당뇨병 외 순환기 및 내분비대사 계통의 다른 질환을 전공하고, 주 3~4회 반나절만 외래 진료를 하는 대학병원 의사를 포함한 계산 결과이므로 이들을 빼면 업무 부담은 2배 이상일 것이다. 결국 고혈압과 당뇨병과 같이 흔한 질환을 다룰 의사가 부족하게 되는 것이다. 이게 말도 안되기 때문에 현실에서는 감히 이를 강제적으로 제도화할 수 없고, 내과의 다른 분과를 전공한 의사와 가정의학과, 전문의 자격증이 없는 소위 일반의도 고혈압과 당뇨병 환자를 진료하는 덕분에 우리 건강보험체계의 만성질환 분야가 무너지지 않고 간신히 버티고 있는 것이다.

이런 사정을 모르기 때문에 가정의학과에서 고혈압과 당뇨병 환자를 진료해도 되냐고 묻는 의과대학 실습 학생들이 가끔 있다. 대학병원의 순환기내과, 내분비대사내과의 고혈압과 당뇨병 명의들로부터 너무나 인상 깊게 잘 배웠기 때문일 것이다. 게다가 전공의 수련 과정에서 체득된 습관 때문에 알게 모르게 고혈압은 순환기내과, 당뇨병은 내분비대사내과 의사가 먼저 봐야 한다는 생각이 내적으로 제도화되어, 정형외과나 신경외과 의사가 혈압약이나 당뇨병약을 처방하면 이상하게 보도록 공모한 듯하다. 학생 때 배운 지식은 KMLE 의사국가시험를 준비하기 위한 것일 뿐, 의사 면허증을 취득하고 나면 각자 전문 분야의 새로운 지식을 신속히 머리에 집어넣기 위해, 자신의 세부 전공과와 당장 관련 없어 보이는 흔한 질병의 치료는 빨리 잊어버리는 것이 상책이 되어버렸다.

전문의가 배타적으로 자기 분야를 고집하여 환자로 하여금 전문 과목마다 외래를 따로따로 방문하라고 하면 외래 방문 건수가 올라가고(2019년 한국인의 의료이용횟수는 17.2회로 OECD 평균 6.6회에 비해 2.5배 이상 높다), 공모된 제도화로 인해 흔한 만성질환을 진료할 의사가 적어지게 되면 국민들이 체감하는 의사의 수는 부족한 것처럼 느끼게 된다. 의사협회가 거의 한목소리로 의사의 증원을 반대하고 있음에도 불구하고 의사를 증원하라는 대중들의 요구로 이어지는 것은 자업자득이다. 의사의 절대 수가 부족한 것이 아니라 주치의가 부족한 것인데, 단지 산술적으로 의사의 숫자만 늘려서는 절대 해결될 수 없고, 교육과 수련을 통해 주치의 능력이 있는 의사를 늘려야 해결될 수 있다.

이런 시스템에 지친 환자들 중 최종적으로 대학병원의 가정의학과를 찾아와서 도대체 내 문제가 무엇인지 다시 처음부터 검진이든 뭐든 다 해보고 싶다면서 오는 분들이 있다. 이게 얼마나 이상한 이야기인가 하면, 가정의학과 의사는 보통 일차의료를 표방하고 최초 접촉 진료를 하려고 하는데, 어떤 건강 문제가 있을 때 가정의학과를 가장 먼저 찾아오는 게 아니라 더이상 갈 곳이 없을 때 가장 나중에 찾아왔다는 것이다. 다양한 건강 문제를 상담하는 가정의학과 의사라고 해서 환자의 문제가 한눈에 파악되지 않는다. 환자의 이야기를 듣고 물어보고 또 듣고, 희미한 기억을 보충해줄 가족의 정보를 활용하거나 그간 이용했던 동네 약국에도 수소문해야 흩어진 퍼즐을 맞출 수 있다. 그래도 요즘에는 건강보험심사평가원으로 전송된 의사의 처방이 문제가 되는지 경고하는 의약품안전사용서비스DUR; Drug Utilization Review를 이용하여 2년 동안 어떤 처방을 받았는지 알 수 있다(단 복잡한 환자의 본인 인증 절차를 거쳐야 하고, 그렇지 않다면 응급이 아닌 경우에 사용하면 처벌받을 수 있다는 경고 단추를 클릭해야 하는데, 그렇게 해서 사용 약제를 알아내었다 해도 그에 대한 처방 근거는 명시되어 있지 않다). 보건복지부에서 제공하는 나의 건강 기록PHR; Personal History Record 앱을 이용하면 건강보험 검진의 최근 10년 결과를 알 수 있어 그나마 도움이 된다. 최근 2~14개월의 의료기관 방문 기록(진료과목은 알 수 없다)과 최근 1년의 투약 기록을 통해 아쉽지만 그간의 진료 행태를 짐작해 볼 수는 있다. 하지만 이조차 스마트 기기를 제대로 사용(노인 환자들에게 본인 인증 절차가 생각보다 어렵다)할 줄 아는 환자의 경우에 한정되고, 적지 않은 시간이 든다. 동네 병·의원에서 환자가 받아 온 소견서에는 '환자가 원해서 의뢰함' 또는 애매한 병명 하나를 쓰고 '상기 질환으로 의뢰함'이라는 문구가 대부분이고, 검사 결과와 처방 기록을 복사해서 가져오는 경우가 있지만 왜 검사했는지, 왜 이런 처방을 했었는지 이유는 적혀 있지 않아 노련한 의사의 경험으로 짐작할 뿐이다. 때로는 1시간 넘게 씨름하다가 퍼즐을 거의 다 맞추어 갈 때쯤 비로소 '아! 이 조각이 빠진 것이 문제였구나' 라고 진심으로 기뻐하며 유레카를 외칠 수 있다. 그나마 이렇게 환자가 마지막이라는 심정으로 가정의학과를 찾아와서 그동안의 문제가 정리된다면 다행인 일이다.

희귀질환을 가지고 있는 것이 아닌데도 해결이 안되고, 흔하지만 만성적인 문제들이 얽히고 설키어 다발적이고 복잡한 문제가 되었을 때, 고도로 전문적이지만 역설적이게도 단편적으로 질병을 바라보는 의사의 눈에는 전혀 감이 잡히지 않는다. 오늘 바로 이 시간에도 애매한 문제를 가지고 의료기관을 전전하는 환자가 전국에 얼마나 많은지 파악조차 되지 않는다. 오랫동안 환자와 가족의 다양한 건강 문제를 상담하고 진료하면서 병력을 종적, 횡적으로 파악할 수 있는(집에 숟가락이 몇 개인지까지 말할 수 있는), 그래서 굳이 검사를 하지 않아도 왜 아픈지 이야기를 해줄 수 있는 주치의가 없어 여기저기 돌아다니다 가장 나중에 대학병원 가정의학과를 찾아온 환자를 파악하기 위해서는, 가상의 동네 주치의가 그동안 들였을 시간을 보충할 만큼 충분히 이야기를 들어주고, 쪼개고 나누어 볼 때는 보이지 않던 문제를 이어 보고 합쳐보면서 신뢰를 줄 수 있어야 해결의 실마리가 잡히는 것이다. 이런 방향으로 특화(?)된 수련을 받은 의료인의 부족, 다발적이고 복합적인 문제를 해결하는 데 시간을 들여도 보상이 없고, 오히려 여러 의료기관과 의사를 전전해도 착착 보상이 되는 건강보험체계의 문제가 합쳐져 결국 애매한 증상으로 남게 된 환자의 경우가 바로 '주치의 결핍증'이다.

chapter 4

이야기가 꼬이는 이유

아마도 평범한 사람을 뜻하는 일반인^{layperson}이라는 단어에서 따온 게 아닐까 하는데, 우리나라에서는 의사 국가고시에 합격한 후 특정^{special} 과목의 전공의 수련 과정을 밟지 않고 전문의 자격증 없이 일하는 의사를 일반의^{GP; General Practitioner}라고 부른다. 그런데 '수련 받지 않은^{untrained}' 의사를 비전문의라고 부르는 대신 '모든 수련을 받았다^{all trained}'는 의미의 일반^{general}이라는 말을 사용함으로써 이야기가 꼬이기 시작한 것 같다.

한편 박사학위는 특정^{special} 분야에 한정된^{limited} 주제에 대한 논문을 통해 전문가임을 인정받을 때 수여됨에도 불구하고 박사^{博士}라는 말에 넓을 박^博자가 사용되기 때문에 그런지 모르는 게 없는 사람을 척척박사라고 부르는 것처럼, 전문가specialist라는 말도 특정 분야의 지식이나 경험이 풍부한 사람을 지칭하는 말이지만, 환자들은 전문의specialist가 모든 것을 아는 것처럼 추앙한다. 아마도 special이라는 말을 특정 special 분야에 국한limited되었다는 의미보다 특혜나 특별한 대우를 받을 때와 같이 좋은 뜻으로 번역하는 경우가 많기 때문일 것이다.

반면, 우리나라에서 일반이라는 말이 평가절하되어 사용되고 있다. 영어 단어에서는 특별한special 것이 항상 우수하고 일반적인 general 것이 항상 열등하다는 의미로 사용되고 있지 않다. 아니, 실은 오히려 정반대인 경우가 더 많다. 예를 들어, 환자들이 선호할 것으로 생각되는 상급종합병원에서는 거의 모든 의료 문제가 포괄적으로 해결되기 때문에 영어로는 전문병원이나 특별 병원special hospital이 아니라 그냥 3차 종합병원tertiary general hospital이다. 전반적인 업무 책임을 맡은 총무과장은 manager of general affairs이고 유엔의 최고 책임자인 사무총장은 UN secretary general이다. 군대에서도 general은 장군인 반면 specialist는 특기병을 부르는 말이다.

그러므로 special이라는 단어는 우수함을 지칭하는 말이 아니라, 특정 상황에 국한되어 있음을 가리키는 말이라고 생각하는 것이 더 정확하다. 예를 들어, 아인슈타인이 1905년 발표한 특수상대성이론 special theory of relativity은 등속도 운동을 하는 특수한special 상황에 한

정^{limited}되어 있다. 그는 이로부터 10년 후에 일반상대성이론^{general theory of relativity}으로 좌표계 변환을 가속도 운동이 포함된 일반적 ^{general} 운동 상황까지 확장함으로써 중력을 시공간의 휘어짐으로 설명하였고, 특수상대성이론으로 설명할 수 없었던 모순적인 현상을 해결할 수 있었다. 그러므로 일반적^{general} 상황이라는 말은 전반적(모든) 상황이라고 생각할 수 있다.

그와 마찬가지로 전문의^{specialist}는 2, 3차 의료기관이라는 특정 ^{special} 환경에서 일할 때 최고의 능력을 발휘할 수 있도록 훈련 받은 의사이다. 한편, 일반의^{generalist}는 일차의료 현장에서 분화되지 않은 다양한 일반적^{general} 건강 문제를 해결하도록 훈련 받은 의사이다. 일반적 건강 문제를 해결한다는 말은 나를 주치의로서 생각하는 환자에게 발생하는 모든 건강 문제를 해결해주려는 태도를 가리키는 말이다. 방대한 의료 문제를 어찌 한 사람의 의사가 다 해결할 수 있겠는가? 하지만 일차의료 의사는 자기가 직접 해결할 수 없는 문제를 2, 3차 의료기관에 의뢰해서라도 해결하려 노력하며 조정^{coordination} 기능을 수행하고, 자신이 맡은 환자에게 일어나는 모든 문제에 접근한다.

우리나라에서는 의사 면허가 곧 진료 면허라서 의사가 되자마자 개업하여 진료하는 것이 가능한데, 그렇다고 해서 일반의^{generalist}가 되기 위해 따로 정규 수련을 받은 적이 없는 비전문의^{untrained}

medical doctor를 일차의료 현장에 바로 투입하면 이들이 진짜 일반의가 될 때까지 정규 수련 기간보다 더 오랜 기간 좌충우돌과 시행착오를 거치며 임상경험을 쌓아야 한다. 그동안 환자의 안전은 이 제도를 허용한 보건 당국보다는 하늘에 맡기는 편이 더 나을 것이다. 아직까지 우리나라에서 이게 가능한 것은 특정 분야를 수련한 전문의가 아니면 소위 일반의^{비전문의}로 폄하하면서, 일차의료 현장에서 일할 목적으로 수련 받은 진짜 일반의^{generalist}와 구별하지 못하기 때문이다.

어쩌면 더 근본적인 오해는 일차의료가 간단하고, 초보적인 의료이니 의사 면허만 있다면 누가 해도 별 상관이 없다고 여기는 탓일지도 모른다. 우리나라에서 일반의보다 더 평가절하되어 있는 말이 일차의료^{primary medical care}이다. 의료법이 2010년 상급종합병원의 개념을 도입하고, 대형 종합병원에 3차 의료기관 역할을 부여하는 바람에 1차는 2차보다도 상대적으로 낮은 숫자이고, 따라서 일차의료는 저급한 의료처럼 들린다. 그러다 보니 작은 동네 의원을 1차 의료기관으로 부르고, 일단은 1, 2차 의료기관에 먼저 가서 진료의뢰서를 받아야 3차 의료기관에 갈 수 있도록 한 것을 의료전달체계라 부르고 있다. 의료전달체계의 취지는 1차에서 해결 못하면 2, 3차로 갈 수 있도록 한 것이지만, 3차 의료기관을 상급종합병원으로 부르는 한, 2차 의료기관은 중급이고 1차 의료기관은 하급으로 느껴질 수밖에 없다. 이런 와중에 1, 2차에서 충분히 진료가 가능함에도 불구하고 환자가 마음먹기에 따라 의사를 압박(?)하여 진료의뢰서를 받는 것은 식은 죽 먹기인지라, 3차 의료기관에서 진료를 받는 일은 어렵지 않다. 더욱 이상한 것은 1, 2차에서 해결할 수 있는 경우라도 환자가 까탈스럽거나, 수가를 받을 수 없는 긴 상담이 필요해서 골치 아픈 경우, 3차 의료기관으로 빨리 의뢰하는 게 편하기 때문에 의사도 의뢰가 손쉬운 의료전달체계를 악용할 수도 있다는 것이다. 최근 경증 질환자가 3차 의료기관에서 진료를 받으면 환자와 기관에 불이익이 갈 수 있도록 규제가 강화되기는 했으나 경증 상병코드만 피하면 되니, 이것만으로 꼬여 있는 의료전달체계를 바로잡기에는 역부족이다. 이 병 저 병 다 보는 1차의료 의사는 보나마나 쉬운 병이나 보는 비전문가일 것이고, TV에 나오는 명의는 거의 다 유명 대학병원에서 일하는 전문가인데, 편의점 가듯 편리함 빼면 누가 동네 비전문의에게 자기의 건강을 온전히 다 맡기고 싶겠는가? 그렇게 어려운 일도 아닌데, 편법이라도 사용해서 상급 기관의 인기 명의를 찾아가고 싶지 않겠는가? 꼬인 것을 풀기 위해서는 아무래도 적절한 이름부터 찾아야 할 것 같다.

일차라는 단어의 정의를 다시 살펴보자. 일차라는 말을 순서상 1차라는 의미로 사용하는 이유는 2, 3차로 쉽게 보내지 말고 1차 의료기관으로 하여금 문지기 역할을 하여 수가를 통제하려는 목적일

텐데, 1차 의료기관이 수가를 통제할 의무가 있거나 2, 3차로 보내지 않으면 무슨 보상이라도 있나? 어떻게 해서든 상급종합병원으로 가려고 하는 환자를 막으려 하다가 시간과 기운만 낭비하게 될 뿐이고, 만에 하나 나쁜 결과에 대한 책임을 뒤집어 쓸 바에 차라리 얼른 보내는게 낫지 않겠는가? 그럼에도 불구하고 순서상 1차라는 말이 쓰이는 것은 일차의료에서 첫 진료 접촉first contact care을 하는 것이 필요하기 때문이다. 첫 진료 접촉에서 환자는 감정을 담아 생생하게 자신의 증상을 표현하게 되므로 많은 정보를 알려준다. 그리고 어떤 건강 문제가 있을 때 내 머릿속에 1차로 가장 먼저 떠오르는 의사가 있다면, 그는 바로 내 건강에 대해 잘 알고 책임을 지려는 주치의일 것이다. 그런 의미에서 순서상 1차라는 의미는 여전히 필요한 개념이다.

그러나 반드시 알아야 할 정의가 있다. 일차primary는 무엇보다 중요하고, 대부분이고, 우선순위가 가장 높은 것을 말한다. 가령 잘못된 일에 대하여 일차적 책임을 지겠다고 하는 말은 그 일에 대한 책임이 10이면 그중 1 정도만 책임지겠다고 말하는 것이 아니라, 정반대로 대부분의 책임을 지겠다고 하는 것이다. 대형 우량 은행인 우리은행이나 국민은행과 같이 대부분의 국민이 주거래 은행으로 이용하는 기관은 일차 은행primary bank institution이고, 과거 상호신용금고라 했던 저축은행은 신용이 낮거나 특수한 거래를 목적으로 하는 이차 은행^{secondary bank institution}이다. 이런 말이 의료에 와서 유독 1차보다 2, 3차 의료기관이 크고 중요한 의료를 행하는 것 같은 뉘앙스를 풍기게 되었다. 더구나 3차 의료기관을 상급이라 부르는 것은 상급 국민들이 가도록 부채질하는 느낌이다.

일차의료에서는 정말 사소한 건강 문제부터 매우 중한 질병의 초기 증상에 이르기까지 거의 모든 건강 사건들을 만나게 되는데, 일반의^{generalist} 정규 수련을 받지 않은 초보적 수준의 비전문의로서는 이를 감당할 능력이 부족하다. 일차의료^{primary medical care}가 초보를 암시하는 1차 의료라는 생각에 머물러 있는 한 지금처럼 3차 기관으로 환자가 몰리는 것을 막을 수 없다.

그래서 먼저 현재의 의료전달체계가 편의상 의료기관을 1, 2, 3차로 나누는 것을 바꾸어야 할 것 같다. 의료법에 시설 및 규모, 진료의 난이도를 근거로 의원, 병원 및 종합병원, 상급종합병원으로 나뉘어 있다고 해서, 진료 순서가 반드시 이를 따를 필요가 없다. 어차피 1, 2차 의료기관은 진료의뢰서 없이도 환자가 마음대로 방문할 수 있으니 순서상 1, 2, 3차의 구별은 의미가 없고 괜히 복잡하게 느껴질 뿐이다.

진료 내용을 중심으로 보면, 관점에 따라 2가지로 나누는 것이 더 편하고 직관적이다. 숲과 나무처럼, 전체적^{wholistic} 진료와 분야별 진료, 종합^{general} 진료와 전문^{special} 진료로 나눌 수 있다. 진찰이나 검사도 민감도^{sensitivity; 질병이 있는 것을 있다고 판정할 수 있는 능력}가 높은 것과 특이도^{specificity; 질병이 없는 것을 없다고 판정할 수 있는 능력}가 높은 것으로 나눌 수 있다. 숲과 나무를 따로 떼어 볼 수 없는 것처럼 전체적(종합적) 진료와 분야별(전문적) 진료는 우선 순위를 정할 수도 없고 그래서도 안된다. 다만 진료의 개념을 설명하는 데 약간 도움이 될 수는 있다.

예를 들어, 검진센터에서 종합 검사 항목을 정할 때 민감도와 특이도가 모두 높은 것이 바람직할 것이다. 그렇지만 특별한 질병을 의심할 만한 증상이 없는 환자가 혹시나 하고 검사를 받을 때는, 사소한 질병을 놓치지 않기 위해 민감도가 높은 검사가 선별검사로 더 적절하다. 일차의료에서 일하는 주치의는 전체적 진료를 통해 환자의 시시콜콜한 정보를 기억하기 때문에 사소한 단서를 놓치지 않는 민감도가 매우 높은 의사이다.

반면에 특정 질병 증상이 뚜렷한 사람이라면, 증상을 보이는 것만으로도 이미 질병이 있는 것으로 의심되므로(민감도가 높은 검사를 통해 이미 선별이 되었다고 생각이 되므로), 의심되는 질환을 배제하기 위해 특이도가 높은 검사가 더 필요하다. 전문의^{specialist}는 이름에서 유추할 수 있듯이 자기 전문 분야의 특정 질환을 놓치지 않는 특이도^{specificity}가 매우 높은 의사이다. 만일 협심증을 의심할 만한 가슴 통증으로 3차 의료기관의 순환기내과 전문의에게 진료를 받았다면, 협심증을 배제하기 위해 심전도를 비롯해, 심장효소검사, 심장초음파, 때로는 관상동맥조영술 등 특이도가 높은 검사를 시행하는 것이 당연하다.

가슴 통증의 원인은 근골격계 통증이 가장 많고 역류성식도염이나 공황발작 때도 흉통이 발생할 수 있다. 심지어 급히 응급실을 찾는 흉통 중 심장 관련 통증은 10% 정도에 불과하고, 심리적이거나 근골격계의 통증인 경우가 대부분이다. 그럼에도 불구하고 응급실에서는 이런 상황에서 협심증, 심근경색, 폐색전증, 대동맥박리 등과 같은 심각한 질병을 놓치지 않기 위해 특이도가 높은 검사를 시행하지 않을 수는 없다.

그런데 전문의가 규모가 작은 의료기관에서 일한다고 해서 민감도가 높은 진료를 하는 것은 아니다. 만일 특정 질환을 의심할 만한 전형적인 증상이 없는 환자가 규모가 작은 1차 의료기관에서 일하는 전문의의 외래를 찾는다면, 그는 어떻게 할까? 분명 환자는 심각한 질병과 구별이 잘 안되는 오래된 애매한 증상을 호소하고 있고, 의사는 시간이 별로 없고, 특이도가 높은 검사가 가능하다면 그 검사를 먼저 시행하게 되지 않을까? 정확한 병력 청취를 통해 애매한 증상을 구별하는 것은 민감도가 높은 선별검사를 시행하는 것과 같다. 그런데 이를 구별해줄 주치의를 먼저 만나기 전에 전문의의 진료를 먼저 받는 것은 특이도가 높은 선별검사를 먼저 받는 것과 같다.

의료전달체계는 3차 의료기관에서의 과다한 의료비 지급을 통제하기 위해 의료기관을 1, 2, 3차로 나누어 놓고 순서대로 방문하도록 규제하였지만 결과적으로 그런 목적을 달성하지 못한 것 같다. 그럼에도 불구하고 여전히 의료비를 통제할 목적으로 의료전달체계를 유지하고자 한다면, 민감도가 높은 의사에게 진료를 먼저 받은 후 순차적으로 특이도가 높은 전문의에게 진료를 받을 수 있도록 해야 한다. 그런데 진료의 순서만 문제가 되는 것이 아니다. 질병을 의심할 만한 증상(민감도가 높은 증상)으로 특이도가 높은 검사를 받았음에도 결과는 정상인 경우가 있는데, 이럴 때는 어떻게 할 것인가? 의료비가 저렴한 우리나라에서 첫 번째 검사가 정상인 것을 납득하지 못한 환자는 동종업계의 또 다른 전문의를 만나는 것이 어렵지 않다. 그런데 실은 바쁜 의사가 확실한 병력을 정리할 시간만 없는 게 아니라, 검사 결과가 왜 정상이 나왔는지 충분한 설명을 해줄 만한 시간도 없기 때문에 환자는 '신경성' 또는 '건강염려증' 낙인을 찍히면서도 자기의 애매한 증상에 대해 제대로 설명을 해줄 수 있는 의사를 만날 때까지 중복되는 검사를 받으며 기약 없는 의료 여행을 계속하게 될 것이다.

그러나 진짜 문제는 2차로 의뢰해버리고(환자를 전달하고) 더이상 책임을 지지 않아도 되는 의료전달체계인데, 문제가 2차에서 해결되지 않는다고 3차로 보내기 보다는 1차로 되돌아와서 다시 살펴볼 수 있도록 해야 한다. 다행히 최근 상급종합병원에서는 난이도가 높은 중증 질환의 환자에 대해 다학제 진료multidisciplinary care를 도입하여 좀더 빠른 의사 결정이 가능해졌다. 그렇지만 애매하고 복잡한 사연을 가진 환자는 혼자 종합병원의 여러 전문과를 찾아다니며 고군분투해야 한다. 각과의 전문의들이 한두 줄의 전문적인 의견만 내고 서로 소통하지 않는 전문의 중심 진료만으로는 해결 방법을 찾기 어렵다. 이런 경우는 환자의 목소리를 잘 듣고 환자가 중심이 되는 학제간 진료interdisciplinary care가 필요하다.

의뢰한 이유가 단지 의심되는 심각한 질환을 배제하기 위한 것이었다면 보낸 목적은 달성된 것이다. 전문적인부분적인 2차 진료가 끝난 환자가 언제든지 되돌아와(그보다는 한 번도 떠난 적이 없이 항상 연결되어 있는) 책임감 있는 주치의primary doctor에게 전체적인general 설명을 들을 수 있는 일차의료 중심(곧 환자 중심)의 의료체계가 된다면 중복되고 과잉된 진료를 피하고 의료비도 절감될 것이다. 만일 문제 해결을 위해 필요하다면 그 주치의가 또 다른 전문의에게 의뢰하여 의견을 듣고 통합하여(학제간 진료를 통해) 환자가 최선의 결정을 내릴 수 있도록 도와 줄 것이다. 그러나 현재 의료체계 아래에서는 여전히 애매한 문제로 환자가 상급종합병원을 전전하고 있다. 일차의료의 주치의제도가 시행되기 전에는 대학병원의 가정의학과가 꼼꼼한 병력 청취를 통해 빠진 조각을 모아 애매해 보이는 문제를 해결할 수 있는 유일한 종합의generalist 과목이기에, 이런 '애매한 문제를 제대로 정의'하는 전문과를 뜻하는 '애정의학과'라는 애칭으로도 불리운다.

여기까지는 잘못 이해한 용어 때문에 애매한 문제를 진단하는 과정에서 처음부터 일차의료 의사가 중심이 되지 못하여 이야기가 꼬인 이유를 설명하였다. 그런데 가뜩이나 애매한 문제가 치료 과정에서도 한 번 더 꼬이게 된다. 그뿐만 아니라 아무도 눈치채지 못한 치명적인 결과를 낳기도 한다. 환자의 모든 상황을 파악하고 있는 주치의가 없다면 아예 문제 해결의 실마리조차 잡을 수 없게 된다.

아무리 인터넷을 통해 정보를 쉽게 얻을 수 있고, 환자에게 자기결정권이 있다고 해도, 의학에 문외한인 환자가 조회수가 높은 전문의를 자유롭게 선택하여 진료 받고 처방을 받을 수 있도록 허용하는 것은 마치 걸음마도 못 뗀 아이를 물가에 방치하는 것과 마찬가지로 위험한 일이다. 물론 의약분업 덕분에 의사가 처방하고 약사가 복약지도를 하니 조금 더 안전해지기는 했을 것이라 생각한다. 그리고 환자가 오랜 기간 복용해왔던 약은 큰 부작용 없을 것이라 믿고 싶다. 어떤 의사가 감히 환자의 안전에 해가 되는 약을 처방할 것이며, 어떤 약사가 꿈에라도 환자에게 독을 줄 생각을 할 수 있겠는가? 그런데, 이 환자에게 약을 처방하는 의사가 한 사람이 아니라면? 그리고 각각 다른 약국에서 지어진 약이라면? 각자는 최선의 진료와 조제를 하고 있다고 자부하지만 이미 배는 산으로 가고 있다.

예를 들어 보자. 자기에게 주치의가 있다고 생각하고 있는 환자들도 피해가기 어려운 것이 우리나라 의료전달체계의 현실이다.

1. 5년간 항고혈압제를 복용 중인 60세 여자 환자가 어지럽다고 하였다.
2. 당뇨병과 심장질환이 있는 70세 남자 환자가 독감 예방접종만 하면 멍이 심하게 든다고 하였다.

첫 번째 사례의 여성은 혈압이 낮아져 어지러웠던 것이었기 때문에 복용 중인 항고혈압제를 중단한 후 혈압은 정상적으로 되돌아왔고 어지럼증은 사라졌다. 자세한 문진을 해보니 탈모 치료로 유명한 한 의원에서 최근에 2가지 발모제와 비타민을 처방 받아 복용하고 있었다. DUR을 통해서 환자가 처방 받은 발모제가 고혈압에 사용되는 약물임을 알게 되었다.

항고혈압 약물 중에 부작용을 이용하여 탈모 치료에 사용되는 것들이 있다. 환자가 사용 중인 2가지 약물이 다름 아닌 항고혈압 약물이었는데, 비타민과 같이 먹다 보니 환자는 영양제라고 생각하였던 것이다. 발모 약물이 항고혈압제라는 설명을 듣지 못하였기에

(아니면 설명을 듣고도 잊어버렸거나 고혈압 있으니 오히려 잘되었다고 무시하여) 발모제 때문에 혈압이 떨어져 어지러울 거라는 것은 상상도 못하였다.

발모제로 처방 받은 항고혈압 약물 중 한 가지는 전해질 중 칼륨 이온을 상승시켜 심장박동에 영향을 줄 수도 있는 약물이었는데, 다행히 전해질검사와 심전도에 이상은 없었다. 이 여성은 탈모가 오랜 고민이었는데 요즘 머리숱이 많아진 것 같아 만족스러워 하였기에 기존 항고혈압제를 발모제인 항고혈압제로 대체하여 고혈압을 조절하기로 하였다. 오랜 기간 복용해왔던 약물이라면 안전할 것이라 생각했었지만 주치의와 바로 상의하지 않았다면 가볍게 생각했던 발모 치료가 자칫 심각한 결과를 초래할 수도 있었다. 실은 발모 치료를 시작하기 전부터 주치의와 상의했었다면 애초에 어지럼증은 없었을 것이다. 그나마 어지럼증 때문에 MRI^{뇌자기영상촬영}를 찍고자 다른 전문의에게 진료를 받으러 다니느라 시간을 낭비하지 않고, 큰 부작용이 생기기 전에 주치의에게 찾아온 것이 다행이다. 다행이라는 말을 자꾸 쓸 수밖에 없는 것은 주치의가 없어 불행할 뻔한 사례가 일상화^{공모된 제도화}되어 있기 때문이다. 그러나 불행한 사례에 주의를 기울이는 사람은 거의 없고 대부분 숨겨져 있다. 만일 이 환자가 실신하여 머리를 다치거나 전해질 이상 때문에 심정지가 와 갑자기 돌아가셨다면 부검을 잘 안하는 우리 사회의 통념

51

상 지병으로 사망하였다고 할 것이다. 만일 그런 안타까운 사건이 발생했다면 그건 바로 우리 의료전달체계도의 부작용인 '주치의 결핍증' 때문이었다고 할 수 있을 것이다.

두 번째 사례의 남성의 심장질환은 심방세동이었다. 심방세동 환자의 뇌졸중 위험도는 CHA2DS2VASc(울혈성심부전 1점, 고혈압 1점, 연령 75세 이상 2점, 당뇨병 1점, 뇌졸중 2점, 혈관 질환 1점, 연령 65~74세 1점, 성별 카테고리 여성 1점) 점수로 평가하는데 심방세동이 있는 70세 당뇨병 환자는 2점(연령 65~74세 1점+당뇨병 1점)이 된다. 이 환자는 뇌졸중 1차 예방 지침에 따라 뇌동맥으로 날아갈 수 있는 혈전이 심장에 생기는 것을 막기 위해 항응고제를 복용하고 있었다. 독감 예방접종은 흔히 근육주사를 하게 되는데, 항응고제를 복용하면 출혈이 잘 멈추지 않아서 멍이 들 수 있다.

당뇨병이 있는 고령 환자는 매년 독감 예방접종을 받는 것이 필요한데, 독감 예방접종은 피하주사도 가능하기 때문에 그렇게 접종을 하였고 그 이후엔 멍이 발생하지 않게 되었다.

항혈전제는 예방하려는 질환의 목적에 따라 항응고제와 항혈소판제로 나눌 수 있는데, 동맥의 협착이 있는 경우 손상된 혈관에서 생길 수 있는 혈전을 막기 위해 아스피린이나 클로피도그렐과 같은 항혈소판제를 사용할 수 있다. 처방 없이 미국에서 사 온 저용량의 아스피린을 마치 영양제처럼 복용하고 있는 어르신들이 가끔 살짝 넘어졌는데 크게 멍이 들었다고 하는 원인이 바로 아스피린이 항혈소판제이기 때문이다.

그러므로 복용하는 약뿐만 아니라 영양제와 건강식품 모두를 의사에게 이야기하지 않으면 매우 난감하다. 우리나라에서 처방을 받은 경우라고 해서 크게 예외는 아니다. 환자가 무슨 약을 먹고 있는지 훤히 알고 있는 주치의가 아니라면, 병력을 확인하기 위해 많은 시간이 필요하다.

chapter 5

애매한 문제를 해결하는 능력

애매한 문제를 해결하려면 서로 독립적으로 보이는 사건들을 통합하고 이어서 볼 수 있는 능력이 의사들에게도 꼭 필요한데 어떻게 배울 수 있는 걸까?

가정의학과를 제외한 전문의 자격증이 2~3개쯤 되고, 분과전문의 또는 세부전문의 자격증, 그리고 인정의를 몇 개나 취득해도 해결하지 못하는 문제가 왜 이렇게 많을까? 어째서 각종 검사를 했는데도 알아내지 못하는 것일까?

한 판에 100개의 조각이 들어 있는 직소퍼즐jigsaw puzzle을 거의 맞추기 전에는 전체적인 그림도 보이지 않고, 더구나 어디가 잘못되어 있는 것인지 전혀 알 수 없다. 기본적인 혈액검사를 하는 것은 먼저 조각의 수가 100개가 맞는지 세어보는 것과 비슷하다. 숫자가 맞는지 확인했다고 해도, 어떤 그림인지는 알 수 없고, 그중 하나가 혹시 다른 조각과 바뀌었는지도 알 수 없듯이, 선별검사로 시행하는 혈액검사 결과가 모두 정상이라고 해도, 환자가 병이 없다고 말할 수 없다. 결국 시간을 들여서 하나씩 빠진 조각을 맞추어 보아야 그제서야 무슨 그림이 보이는지, 빠진 조각은 없는지 알 수 있다. 혈액검사를 정규분포라고 가정할 때, 표준편차의 2배2 standard deviation를 넘어가는 범위를 비정상이라고 정의한다. 이러한 기준을 모든 사람에게 일괄적으로만 정의한다면 최적의 건강 상태를 찾아낼 수 없다. 가령, 혈액검사가 표준편차의 1.8배에 위치하고 있다면 정상이지만, 비정상에 가까운 정상이 아닌가? 주치의는 단골 환자의 혈액검사, 영상의학검사 결과를 누구보다 잘 기억하고 있기에 비정상으로의 진행을 빨리 감지하고 대처할 수 있다. 혈액검사와 영상의학검사 결과가 평소와 다른 방향으로 이동하고 있는 이면에는 수면, 영양, 흡연, 운동, 스트레스, 감염 등의 근본 원인이 반드시 존재한다. 주치의는 이 위험 요인을 조기에 찾아 큰 질병으로의 이환을 예방할 수 있다.

책을 사게 되면 모든 책의 마지막 페이지엔 동일한 문구가 적혀 있다. '잘못 만들어진 책은 구입하신 서점에서 바꾸어 드립니다.' 나중에라도 바꿔줄 것이기 때문에 책을 살 때 그 자리에서 책이 파본인가를 먼저 확인하는 사람은 거의 없다. 책을 읽다가 보니 이야기에 갑자기 난데없이 새로운 등장인물이 나온다든지, 분명히 주인공이 밥을 먹는다고 했는데 갑자기 운동을 하며 숨을 거칠게 쉬고 있다든지 식의 느닷없는 행동을 할 때, 문장이나 단어가 아무 이유 없이 끊길 때에 비로소 페이지를 확인하고, "아, 파본이구나" 하고 깨닫는다. 이처럼 페이지를 먼저 보고 파본이라는 걸 아는 게 아니라 이야기 속에서 이야기 연결이 부드럽지 않을 때 파본이라는 것을 알게 된다. 이 방법의 유일한 단점은 잘못된 것을 파악하는 데 시간이 좀 걸린다는 것이다. 우리가 소설을 읽을 때는 줄거리만 읽지 않는다. 저자가 미묘한 감정이나 자연 환경을 표현한 대목에 이르러서는 잠깐 눈을 감고 주인공의 입장이 되어 보기도 하고 아름다운 경치를 떠올리기도 한다. 아무리 속독을 한다고 해도, 제대로 보려면 당연히 시간이 걸린다. 만일 당신이 쓴 책을 산 사람들이 내용은 읽지 않고 페이지만 본다면 기분이 어떨까? 당신이 베스트셀러 작가라도 당신의 관심사는 오로지 판매 부수일 뿐인가? 아무리 재미없는 강의를 하고 있는 교수라도 졸지 않고 자기 얘기를 들어주는 학생을 원하지 않겠는가? 환자가 자기가 아픈 이유를 열심히 설명하고 있는데, 의사가 왜 그렇게 설명하는지 들어보지도 않고 환자의 이야기를 중단시킨다면 환자의 기분은 어떠할 것으로 짐작되는가? 의사가 아무리 합리적이고 논리적인 설명을 곁들여 환자 교육을 한다고 해도 자기 얘기를 잘 듣지도 않는 의사의 지시를 따를 것 같은가?

응급실에서는 환자의 문제가 무엇인지 알아내려면 간단한 병력을 확인하고 빠르게 검사를 진행하게 된다. 시간을 다투는 응급상황에서 심각한 병을 놓치지 않기 위해 당연한 것이다. 이렇게 하는 것은 마치 집에서 아주 멀리 떨어진 서점에서 책을 구입하면서 다시 이 서점을 찾아올 일이 없다고 생각될 때 파본인지 아닌지 알기 위해 페이지를 미리 확인하는 것과 같다. 그런데 페이지가 올바르기만 하면 그 책은 문제가 전혀 없는 책이라고 생각해도 되는 것일까? 편집이나 출판 과정에 문제가 없다 하더라도, 어떤 책은 불온한 사상을 부추기거나 오히려 잘못된 정보를 제공하여 읽어도 별 도움이 되지 않는 쓸데없는 책일 수도 있다. 응급으로 시행한 검사 결과에 이상이 없는데, 환자는 여전히 아파하고 힘들어한다면 페이지만으로는 절대로 확인할 수 없는, '이야기가 잘못된 책'일 수 있는 것이다.

어떤 경우에는 검사보다도 환자의 이야기를 듣고 전체적인 흐름을 잡는 것이 빠른 진단을 내릴 수 있도록 한다.

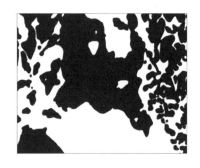 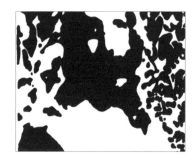

위 두 그림은 동일한 그림일까? 다른 곳을 찾으려 점들을 하나하나 비교해보고 있는가? 아니면 매직 아이 magic eye 로 차이를 발견하려고 사시를 만들어보고 있는가?

놀랍게도 그림 속에서 사람 얼굴을 볼 수 있다면 왼쪽 눈이 서로 크기가 다르다는 것을 단번에 깨달을 수 있다. 하지만 얼굴이 보이지 않는다면 저 두 얼룩에 차이가 있다는 것을 발견하는 데엔 상당한 시간이 소요될 것이다.

다음은 우리 가정의학과가 수련 과정에서 거치는 여러 가지 과들을 점으로 나타낸 것이다. 무슨 모양이 보이는가? 앞에 예를 든 징검다리와 같은 것인가?

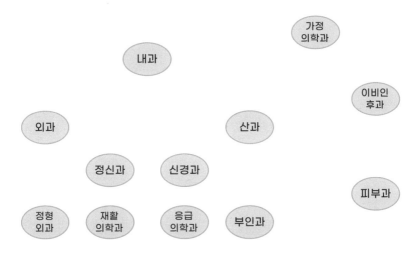

점을 이어 놓고 보면 이제 한눈에 알아볼 수 있다.

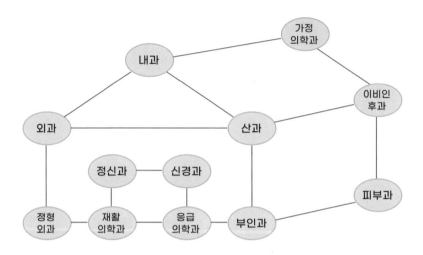

위 그림에서 지붕이 무엇으로 되어 있고, 문이 어디인지는 중요하지 않다. 단지 선을 잘 연결해보면 집이 보인다는 것만 기억해 주시기 바란다. 그리고 그 선을 어떻게 의미 있게 연결하느냐가 중요하다. 가정의학과 전문의가 되기 위해 여러 전문과목에서 수련을 받는 이유는 질병 하나하나를 해당 전문의보다 더 잘 보려고 하는 것이 아니다. 대신 여러 전문과목에 대한 지식과 경험을 쌓고, 그 세부 지식과 경험을 잇는 방법을 배우는 것이 가정의학과 수련 과정이다.

가정의학과 전공의에 지원할 때 족보처럼 외우는 가정의학과의 정의는 '나이, 성별, 질병의 종류에 구애됨이 없이 가족을 대상으로 지속적이고 포괄적 진료를 제공하는 학문'이다. 전공의 시절에는 포괄적 진료를 하려면 얕지만 여러 가지 지식을 공부하기만 하면 다 되는 줄 알았다. 다양한 매장이 모여 있는 큰 백화점 같이 종합병원에는 여러 전문의가 모여 다양한 질병을 따로따로 해결하는데, 격은 좀 달라도 동네에서 가까운 편의점이나 구멍가게에서도 여러 물건을 살 수 있듯이, 가정의학과로 개원하면 환자가 쉽게 찾아와 한 번에 다양한 건강 문제를 해결할 수 있다는 자부심이 있다. 그렇게 하나하나의 문제점들을 실제 해결할 때 의사로서의 보람은 대단하다. 이처럼 가정의학과에서 다루는 환자들의 건강 문제가 매우 다양하다는 것은 재론의 여지가 없다. 한 환자가 한 번 외래 방문할 때에도 여러 문제를 상담하고 처방을 받기도 하며, 한 가족이 동시에 찾아와 각자의 문제를 해결 받기도 한다.

그런데 이것이 전부가 아니다. 아니 훨씬 더 중요한 능력이 있다. 한 환자의 여러 문제(포괄성)를 오랜 기간(지속성) 다루다 보면 단편적으로 환자를 진료하는 의사들에게는 보이지 않는 문제의 실마리가 보일 때가 있다. 다른 의사들이 편리하게 신체화장애로 분류한 환자의 애매한 건강 문제는 그 환자의 여러 문제를 오랫동안 보아온 주치의만 해결할 수 있다. 이런 능력이 가정의학과 의사의 백미라 할 수 있다. 지속성과 포괄성은 가정의학의 속성을 설명하는 개념일 뿐 아니라 주치의 진료에 필요한 실력이 나타나게 하는 바탕이다. 한 환자의 만성질환 한두 가지를 지속적으로 관리 continuous care한다고 해서 나타나는 능력이 아니라, 심지어 의료와 관련 없는 문제까지도 상담하고 comprehensive care, 할머니가 아파도, 손주가 아파도 진료 longitudinal care를 할 수 있을 때 비로소 나타나는 능력이다. 그러다 보면 한 분야만을 보는 의사가 이해할 수 없는 거의 초능력 같은 진료 능력이 생긴다.

내 앞에 높은 장애물이 있을 때 그 뒤에 있는 원하는 물건을 얻으려면 장애물을 쓰러뜨리거나 넘지 않고 돌아가는 방법이 있다. 지능이 높은 강아지의 지능을 테스트할 때에 사용되는 이 방법은 사람이라면 누가 봐도 쉽다. 그럼에도 불구하고 정면 돌파로 대부분의 문제를 해결하는 습관에 젖은 사람이 볼 때는 애매하고 해답이 없어 보인다. 가정의학과 의사는 앞에서뿐만 아니라 옆과 위에서도 볼 수 있는 다양한 시각을 수련 받았기 때문에 힘들이지 않고도 해결 방법이 그냥 보이는 것이다.

ㅇ ㄱ ㄱ ㅎ ㅇ ㅈ ㄱ　ㅓ ㅏ ㅡ ㅏ ㅣ ㅏ ㅗ

이게 무슨 단어일까? 위의 알 수 없는 기호는 '가정의학과'를 음소 단위로 헤쳐 섞어 놓은 것이다. 연결을 해서 조합해 놓으면 비로소 알아볼 수 있다. 가정의학과 의사는 흩어 놓을 때 애매하게 보이는 이런 것들을 연결하거나 재조합을 해서 전체를 통합해서 볼 수 있는 의사이다.

다음은 무슨 그림일까?

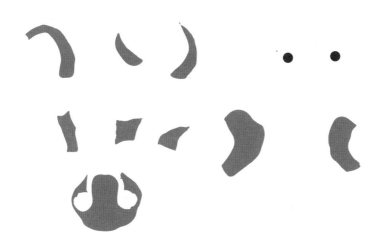

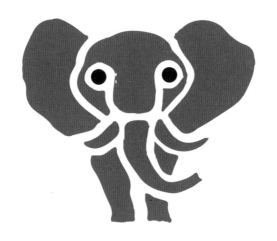

흩어진 그림을 보았던 것이 군맹상평^{群盲象評}이었음을 깨달았는가?

코끼리를 알아낼 수 없었던 소경의 불행은 앞이 보이지 않기 때문이라기보다 코끼리의 귀와 코와 상아와 다리를 모두 만져보지 못했기 때문이 아닐까? 아니면 여러 소경이 각각 만져본 결과를 놓고 서로 자기의 판단이 옳다고 논쟁하느라 한 명이라도 코끼리의 모든 부위를 제대로 만져보지 못했기 때문일까? 사공이 많으면 (물에 뜨는) 배가 산으로 간다고 했는데, 의사가 많아도 단편적인 검사에 의존하다 보면 (환자의) 배 아픈 증상의 원인이 무엇인지 모를 때가 있는 법이다. 이럴 때는 오히려 한 명의 주치의가 제대로 만져보아야 (진찰해야) 알 수 있는 경우가 왕왕 있다. 복부 통증으로 대학병원에서 여러 가지 검사를 해도 별 이상이 없고, 약물치료를 받아도 별 호전이 없어 불안에 떨었던 환자가 결국 가정의학과에서 근육통 치료 후 좋아지는 경우가 허다하여 하나의 패턴으로 생각될 만큼 드물지 않은 일이다.

그렇다면 가정의학과 의사의 이런 능력은 어떻게 생기는 것일까? 수련 과정에 특별한 점이 있어서일까? 아니면 가정의학과를 선택한 의사는 단편적인 전문의와 다른 DNA를 선천적으로 가지고 태어나는 것일까?

chapter 6

주치의가 만드는 이야기

1) 의미 있는 이야기 만들기

인간의 지능은 인류를 지금까지 생존하고 번성하게 한 능력이었다. 대부분의 인간에게는 누가 가르쳐주지 않아도 사람이나 동물의 얼굴을 구별하고, 표정으로 감정을 읽을 수 있는 능력이 있다. 그뿐만 아니라 아무 의미 없는 무생물의 배열이나 자연현상을 보고도 사람과 동물을 본다. 대부분의 산에는 장군바위, 거북바위가 있고, 달에는 옥토끼가 절구질을 한다고 하고(달이 거꾸로 뜨는 호주에서는 박쥐로 본다), 우연히 하늘의 구름이 만든 형상에서 양떼와 험상궂은 사람의 얼굴을 보기도 한다.

아무렇게나 찍은 구름 사진이다. 사진 오른쪽에 코가 주먹만 하
고 눈이 부리부리한 사람의 얼굴이 보이는가?

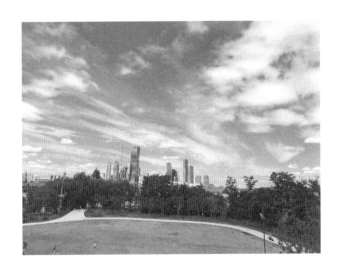

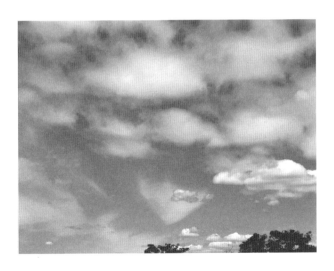

분명히 사람 얼굴은 아닌데 눈이 2개 있고 코 하나 입이 하나 있는 것 같이 보인다. 이런 현상을 Pareidolia라 한다. 이 변상증 덕분에 인간은 야생에서 살아남을 수 있었다. 변상증은 apophenia의 일종으로 관련 없는 사물을 의미 있게 연결하려는 경향을 말한다. 우연히 동시에 일어난 사건을 극단적으로 무조건 관련 있는 것이라고 생각하게 되면 음모론이나 망상증을 불러올 수도 있고, 귀신이나 도깨비를 상상하여 두려움을 만들어낼 수도 있으나, 적절한 변상증은 어떤 패턴을 빠르게 효율적으로 인식하여 생존에 유리하게 이용하려는 진화론적 결과일 수도 있다. 예를 들어, 짙은 안개나 숲속에서, 또는 어둑어둑한 별빛 아래 숨어 있는 맹수의 흐릿한 얼굴을 빨리 인식하면 잡아먹히기 전에 걸음아 나 살려라 하고 재빨리 도망갈 수 있다. 입장을 바꾸어 이 능력으로 사냥감을 놓치지 않고 남보다 더 빨리 찾아낼 수 있다면 오늘 저녁을 굶지 않고 내일까지 살아남을 수 있다. 갓난 아이가 자기를 지켜주는 부모의 얼굴을 금방 인식하고 방실방실 웃어주고, 적의를 가진 낯선 이의 얼굴을 가린다면 거친 자연 환경 속에서 버림받지 않고 살아남을 확률이 더 높아질 것이다.

변상증은 우리 뇌의 방추상 얼굴 영역 fusiform face area 이 담당하고 있다. 따라서 이 영역이 손상되거나 제거되면 사람의 얼굴을 인식하지 못하는 안면인식장애 prosopagnosia 가 생긴다. 이 능력은 일부러

만들어내거나 어떤 종교적 믿음에서 생긴 것이 아니라 생물이 살아
남기에 유리하도록 각인된 능력이라고 볼 수 있다. 의학적 판단에
있어서도 변상증처럼 수많은 점들을 연결해서 형상을 보는 능력이
필요하다.

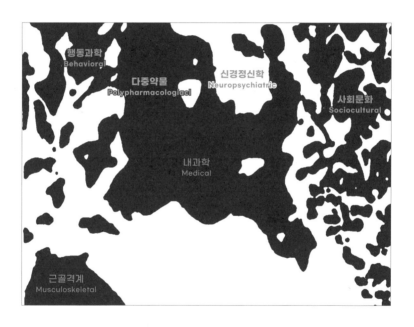

위 그림이 단지 점이 흩어진 것이 아니라는 것을 보려면 행동 과
학, 내과학 지식, 사회문화적 이해, 근골격계 지식, 신경정신학 지
식, 다중 약물치료 등등 각 점에 대한 포괄적 지식이 있어야 이것들

을 연결하고 통합된 전체 형태^{gestalt}를 볼 수 있고 배경에서 전경을 분리하여 제대로 그림을 볼 수 있다. 임의로 단순히 줄긋기를 하는 것이 아니라 잇기 전에 아무도 몰라보았던 형상을 줄을 이어 놓은 다음엔 누구라도 공감할 수 있는 모양을 드러내는 작업이 필요하다. 무의미해 보이는 사건들을 연결해 이야기를 만드는 능력은 무에서 유를 창조하는 능력이다.

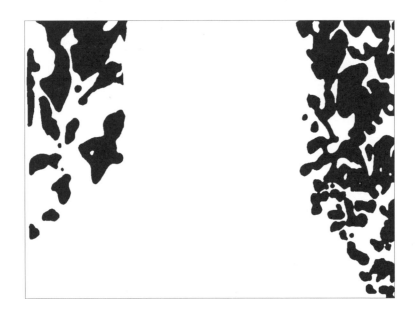

위 그림에서 이런 배후 그림을 빼면

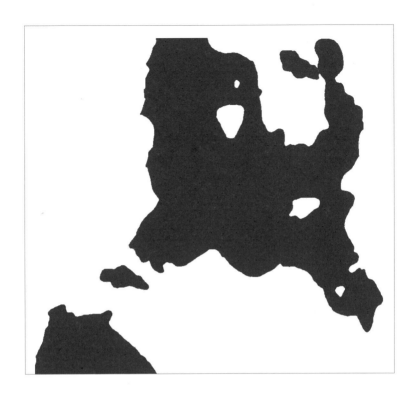

우상방에서 빛이 들어오고 제법 예수님을 닮은 수염이 덥수룩한
사람이 왼쪽으로 몸을 틀어 오른쪽 어깨를 앞으로 하고 앞을 바라
보는 윤곽이 이제 좀더 잘 보이는가?

우리 인류 전체의 생존도 이런 능력의 덕을 보았다. 마을 앞산
장군바위라고 불리웠던 바위의 코 부분이 지난번 비바람에 떨어져
나갔다면, 마을 사람들은 금방 눈치챌 것이고, 옆을 지나갈 때 무너
질까 조심스럽게 다니며 위험을 피할 수 있었을 것이다. 전설이나

71

이야기를 만드는 능력으로 후손에게 지혜를 전한 덕분에 지금까지의 역사가 만들어지고, 문화가 발달하였다. 역사는 사건을 연대기 순으로 나열한다고 되는 것이 아니라, 의미 있는 사건이 연결되어 편찬되었을 때 역사라고 부른다.

기억법은 사물에 이야기를 붙여 단시간에 수십, 수백 가지의 물건을 기억할 수 있는 요령을 가르친다. 심지어 의미 없는 숫자를 가지고도 이야기를 만들면, 길게 나열된 수를 외우는 것도 가능하다. 인공지능은 빅데이터를 가지고 학습하지만, 인간의 지능은 적은 수의 데이터로도 패턴을 금방 유추할 수 있다. 자원과 시간이 제한되어 있을 때는 효율적으로 에너지를 사용해야 살아남아 자손을 남길 수 있다. 그러므로 이야기를 창조하는 능력은 생존능력이다.

인공지능이 인간의 지능을 초월하여 스스로 더 똑똑한 인공지능을 스스로 만드는 시대가 온다고 해도 처음 인공지능의 시작은 인간이 시동을 걸었음을 부인할 수 없다. 그 똑똑한 인공지능 프로그램의 모든 코드code의 기록을 다 알고 이해한다고 해도, 구글이나 마이크로소프트 등과 같은 거대 회사가 센터에 쌓아 놓은 엄청난 양의 데이터에서 인공지능이 저절로 생긴 것이 아니라는 것을 우리는 다 안다. 마찬가지로 무기물에서 유기물이 만들어질 수 있는 가설이 증명되었고 지구상 존재하는 모든 생명체의 염기서열과 작용을 모두 해독했다고 해도, 생명이 스스로 만들어졌다는 것을 증명하지 못한다. 인간이 생명이 만들어지는 과정을 그대로 따라한다고 해도 인류는 아직까지 완전히 무기물부터 시작해서 전에 없던 새로운 생명을 만들어내지는 못한다. 그래서 조물주가 있어 생명을 창조했다고 믿는게 더 편하고 그러니까 생명이 소중하다고 믿을 수 있다. 그러나 백 번 양보해 만일 지구상에 생명이 우연히 생겼다고 하자. 이는 육면체 주사위를 던져 7이 나올 확률만큼 희박하기 때문에 생명이 지능을 써서 적응하여 살아남고, 자기 생명을 후손들에게 이어가는 현상은 소중하고, 신기하고, 그래서 지켜야 할 가치가 있는 것이다.

환자의 말은 때로는 포스트모더니즘 작가인 보르헤스의 단편에 나오는 바벨의 도서관과 같이 매우 지리멸렬하다. 바벨의 도서관의 크기는 무한하며, 이 세상에 존재하는 모든 책이 있는데, 그 책들은 기호와 단어의 모든 가능한 조합으로 이루어져 있어, 어떤 책을 펼쳐봐도 의미 있는 문장은커녕, 의미 있는 단어 하나를 찾기도 어려울 정도이다. 모든 가능한 조합으로 이루어진 책들 중에는 제대로 된 책이 어디엔가 있을 것이다. 문제는 그 책을 어디에서 찾을 수 있을까? 세상의 모든 책이 있지만 그 책을 찾을 수 없는 도서관은 아무 책도 없는 도서관과 같다. 해수욕장 모래사장에 떨어진 동전 찾기보다 어렵다. 원하는 책을 웬만큼 빠른 컴퓨터로 검색해 본들 시간은 무한대로 걸린다. 무한히 빠른 검색 속도라도, 무한대 나누기 무한대는 부정이라는 공식처럼 시간이 얼마나 걸릴지 알 수 없다. 이제 책 찾기를 포기하고 보르헤스 작가처럼 이야기를 한번 만들어보자. 내가 만든 이야기와 똑같은 이야기를 담은 책이 이 도서관 어디엔가 있겠지만, 이 도서관은 이미 검색 기능을 상실한 도서관이라, 아무 책도 없는 것과 같다. 이전에 없던 이야기를 만드는 행위를 우리는 창작이라고 부른다. 기껏해야 우리가 사용하고 있는 언어를 조합해서 만드는 것뿐인데도, 마치 무에서 유를 창조하는 것처럼 창조라는 말을 붙일 수 있다.

하워드 가드너는 지능에 언어, 논리수학, 인간친화, 자연친화, 음악, 공간, 자기성찰, 신체운동 지능 등 8개 다중지능이 존재한다고 하였는데, 뇌의 어떤 부분에 병변이 생길 때 해당 지능이 소실되는 것을 보고 이 지능들은 인간이 원래 가지고 있는 능력이란 것이 밝혀졌다. 그런데 재미있는 사실은 우리는 모두 초등학교^{국민학교} 다닐 때 다중지능을 키우는 교육을 받았다. 현재 초등학교의 학과목의 이름은 좀더 세련되게 바뀌었지만, 국어, 산수, 사회, 자연, 음악, 미술, 도덕, 체육이 앞의 8지능에 각각 대응된다. 여덟 가지 지능 모두가 기억나지 않는다면 다음 날 시간표에 맞추어 책가방에 넣을 교과서를 챙길 때 앞 글자를 따서 외웠듯이 '국산사자음미도체'를 노래 부르듯 따라 해보면 된다. 가정의학과를 선택하는 의사들의 특성 중 하나가 '배운 것을 모두 사용하고 싶어하는' '배워서

남 주는' 것을 좋아하는 것이다. 인간의 지능이 인류를 생존하게 한 능력이었다면, 배웠던 모든 지식과 모든 지능을 활용하여 환자를 살아남게 하고 건강하고 행복하게 하도록 지속적, 포괄적 진료를 하는 것이 가정의학과 의사가 주치의로서 발휘하는 능력이다.

다중지능과 여러 분야의 지식, 그리고 환자의 상황에 대한 지식을 갖춘 의사는 애매하고 설명이 잘 안되는 환자의 말을 잘 조합해 처음으로 의미 있는 이야기로 만들 수 있는 능력이 있다. 흩어진 서 말의 구슬을 꿰어서 누가 봐도 목걸이나 팔찌인지 알아보게 하는 능력이 있는 것이다.

그렇지만 주치의의 이런 능력이 아무런 수련 없이 처음부터 드러나는 것은 아니다. 전체적인 윤곽을 볼 수 있는 지능을 소유하기 위해서는 더 훈련이 필요하다. 그러므로 가정의학과 전공의 과정처럼 책임감 있는 종합의generalist가 되는 수련 과정이 필요하다. 가령 전공의로서 입원환자를 돌볼 때는 눈에 보이는 진단명 외에도 환자가 중요하게 생각하는 것을 해결할 문제 목록에 포함시켜 각각에 대해 기초 자료 수집부터 진단, 치료, 교육의 계획을 세워 나가는 체계적인 훈련을 받는다. 마치 보통의 수사기법으로 해결되지 않는 강력범죄에 투입되는 프로파일러가 인물과 사건 발생의 인과관계를 하나하나 화이트보드에 그려가며 전체적인 이야기를 정리하는 것을 훈련하는 것과 같다.

그렇게 만들어진 이야기로 환자의 문제를 해결하고, 오래 저장할 수 있는 이야기의 형태로 기억할 수 있다. 저장된 이야기는 나중에 언제라도 금방 꺼내어 새로운 문제를 해결하는 재료로 이용할 수 있다. 잘 맞추어진 퍼즐의 빠진 조각을 한눈에 볼 수 있어서, 환자가 이야기하는 문제에 대해 매번 검사퍼즐의 숫자 세기를 하지 않고도 진단과 처방을 내릴 수 있다.

환자는 새로운 문제가 생기면 자기의 이야기를 잘 들어주었고, 환자의 기억을 공유하였던 주치의가 당연히 머릿속에 먼저 떠오르게 되므로, 제도적으로 일차의료기관을 경유하여 상급병원에 가야 한다는 규제가 없어도 자기를 잘 아는 주치의에게 첫 진료first contact care를 받으려고 하게 될 테이니 일차의료가 강화되는 의료전달체계는 자연히 뒤따라온다.

2) 환자의 이야기에서 실마리를 찾는 방법
- 의료 면담 기술

환자의 건강과 관련된 수많은 사건들과 상황은 매우 복잡하다. 동반 질환comorbidity과 다중 약물 처방polypharmacy, 가족 및 경제적 여건, 건강 신념health belief, 건강 행동health behavior, 증상에 대한 불안, 설명 모형explanatory model, 질병 원형illness prototype, 순응도 compliance 혹은 adherence, 건강보험과 사보험의 보상체계 등등 주치의가 알아야 할 것이 한두 가지가 아니다. 단 한 번 외래 방문을 통해서는 이 모든 것을 알아낼 수 없다. 환자도 그걸 알기 때문에 짧은 외래 시간 동안 몇 가지 특이한 증상을 던질 뿐이고, 감정에 얽힌 중요한 사건을 일부러 또는 자기도 모르게 숨기기도 한다. 분명히 문제의 해결책은 장애물에 가려져 있는 복잡한 상황 속 어딘가에 있다. 바벨의 도서관 속에서 의미 있는 이야기를 지으려면 환자가 다 이야기해도 모자랄 판에 결정적인 단서가 숨겨져 있다면 의사가 정확한 진단을 내릴 수 있는 가능성은 더 낮아진다. 그래서 필요한 것이 환자의 솔직한 이야기를 이끌어내는 능력이고, 그러기 위해 의학적 면담 기술을 잘 배울 필요가 있다. 의학적 면담 기술은 환자와 치료적 관계rapport를 맺고 문제 해결에 필요한 자료를 모으고, 더 나아가 질병에 대해 교육하고 치료의 동기를 부여하게 할 수 있다. 여기서 문제 해결에 필요한 자료를 모으는 것이 이야기를 만드는 능력의 시작이다. 이야기를 만드는 것은 거짓 이야기를 꾸며내는 것이 아니다. 흔하게 널려 있는 환자의 이야기 재료 중, 필요한 사건을 선별하여 문제의 해결 방법을 제시할 수 있는 이야기로 만들어 내는 것이다.

의과대학 교수님들이 진단학 첫 시간에 아무리 강조해도 지나치지 않다고 했던 병력 청취 history taking의 기술은 온갖 매력적인 첨단 기술로 희귀질환을 진단할 수 있는 종합병원에서는 마치 할머니 잔소리 같이, 또는 청동기 시대의 유물처럼 고리타분하게 느껴질 수 있다. 의과대학생 때는 환자의 사례를 과제로 할당 받아, 수술이나 입원, 또는 결핵과 같이 중요한 과거 질병 사건을 시간적으로 나열하는 연대기를 만들고 chronology taking 많은 시간을 들여 계통별 문진 review of system을 꼼꼼하게 작성하는 것이 병력 청취라고 생각하였다. 또한 현재의 처방에도 영향을 미치는 고혈압, 당뇨병, 이상지질혈증 등과 같은 만성질환을 동반질환 comorbidity이라기보다 과거력으로 묻어둘 것이면서도 샅샅이 조사하였다. 이렇게 지루한 병력 청취는 간단한 혈액검사보다도 현저히 진단 능력이 떨어짐에도 불구하고 할 수 없이 하는 숙제와 같은 것이 되고 만다.

의사들은 언제부터인지 의무기록의 순서에 따라 병력을 청취하는 습관이 들었다. 법적인 기록으로 이용되기 전에 의무기록은 단지 의사의 기억을 보조하는 노트에 불과하였다. 하지만 꼼꼼하게 작성하지 않으면, 법원에서 불리하게 작용할 수 있는 까닭에, 그리고 종합병원에서는 미완성기록에 대한 경고를 피하기 위해 주요 호소 증상 chief complaint, 기간 duration, 과거력 past history, 가족력 family history, 그리고 나서 현병력 present illness을 순서대로 빠짐없이 기록하려고 노력한다.

하지만 환자들이 어디 이런 순서로 이야기하는가? 환자들은 자기 나름대로 중요하다고 생각하는 순서로 이야기할 뿐이다. 자기 문제를 의사에게 이해 받기에 필요할 만한 배경 이야기를 한참 늘어놓다가, 마지막에 가서야 어디가 불편한지 이야기하는 경우가 대부분이다. 사실 주치의에게라면 이런 이야기를 따로 추가할 필요가 없다. 그럼에도 불구하고 주치의가 아닌 의사는 바쁘게 돌아가는 외래에서 동시에 의무기록까지 작성하려면, 죄송하지만 아래와 같이 말을 끊고 얼른 주요 호소 증상을 물어보아야 시간 내에 다음 환자를 볼 수 있다. 아직 환자를 잘 모르면서도

"잘 알겠는데요, 그래서 어디가 제일 불편하시다는 거죠?"

애매한 증상으로 여러 병원을 거쳐서 온 환자는 의사가 관심을 가질 만한 증상으로 요약해서 말할 수도 있다. 평소에 가슴이 아픈 증상이 있었는데 흉통을 무시하지 말라는 방송 명의의 말을 듣고 나서부터 걱정되어 의료 여행 doctor shopping 이 시작된 환자가 있다고 하자. 처음 만난 의사에게 가끔 가슴이 아파 매우 걱정된다고 했더니 심전도 찍어보고 별일 아니라고 했는데, 정말 괜찮은 것일지 몰라 여러 전문의들을 찾아다녔다. 많은 의사를 만나보니 비슷한 것을 물어본다는 것을 발견한다. 의사들은 가슴 통증에 대해 언제

부터 아픈지, 얼마나 아픈지, 얼마나 지속되는지 묻고 나서 꼭 확인하는 증상이 있다. 가슴 한가운데를 바위로 짓누르듯이 뻐근하게 느껴지는지, 운동할 때 아프고 쉬면 좋아지는지, 밥 먹을 때나 감정적으로 격할 때 그런지 등등 흉통에 대해 협심증을 배제하기 위해 학생 때부터 귀에 못이 박히도록 들어 왔던 필수 질문이다. 바쁜 종합병원 외래에서 길게 얘기해 보았자 소용없고 '계단 오를 때 뻐근해지는 가슴 통증이 2~3분 지속한다'는 전형적인 협심증 증상을 말하면 환자는 자기가 원하는 정밀검사를 받을 수 있다는 것을 습득하게 된다. 그래서 환자의 증상은 오랜 기간 '교육되고 educated', '조직화되어 organized' 바쁜 의사가 좋아할 만한 '선물꾸러미 package' 증상으로 변하게 되고, 처음 만난 의사에게 했을 법한 '매우 걱정된다'는 감정 섞인 증상 표현은 온데간데없어진다. 숱하게 이런 환자를 보아온 경험 많은 전문의는 환자가 걱정한다고 해서 마음이 흔들려 정밀검사를 보내지는 않기 때문에 환자의 전략은 걱정스러운 감정 표현을 자제하고 요약된 표현을 사용하는 것이다.

학생 때 계통별 문진을 하다가 지쳤던 이유는 끝이 열린 질문 open ended question이 좋다는 어설픈 기억 때문에 모든 대답을 들으려는 친절한 마음 때문이다. 가령, 아무 연관 없이 흉통 환자에게 잠은 잘 주무시는지 불쑥 물어본다면 마치 그 질문을 기다렸다는 듯이 협심증 걱정으로 잠 못 잔다는 말이 이어지고, 그에 대해 자세히 이야기하다 보면 어느새 흉통의 문제는 중요한 것이 아니고 잠 이야기로 빠져들어 병력 청취가 언제 끝날 줄 모르게 될 것이다.

계통별 문진은 '네 아니면 아니오^{yes no question}'로 대답할 수 있도록 하고 3분 내로 끝내야 한다. 그러기 위해서 계통별 문진을 시작하기 전에 미리 '말 잇는 말^{bridging question}'을 해야 한다. 예를 들어,

'지금부터 혹시 놓친 증상이 없는지 머리부터 발끝까지 빠르게 물어보겠습니다. 만일 그렇다고 대답하신 게 있으면 나중에 다시 물어볼게요. 이제 시작합니다.'

그리고 잠의 문제는 나중에 따로 더 이야기하면 된다. 그런데 여기서 놓친 것이 있다. 애당초 환자의 문제는 흉통이 아니고 흉통에 대한 불안이었는데, 의무기록 순서대로 이야기하다 보면 이 불안을 다루는 과정이 아예 없다. 그러다 보니 계통별 문진 도중 봇물 터지듯 나오는 불안을 접할 수밖에 없는 것이다.

계통별 문진의 목적은 지금까지 환자와의 대화^{진료} 중 어느 정도 문제의 원인이 파악되었을 때, 혹시나 빠뜨렸는지 모르는 중요한 단서가 있는지 걸러내기 위함이다. 바쁜 외래라면 계통별 문진의 모든 항목을 다 질문하기 어렵기 때문에

'혹시 더 하실 말씀이 있나요?'

정도로 물어보면 된다. 그런데 이때 결정적인 이야기가 나오기도
한다.

'혹시 이런 거 물어봐도 되나요? 심근경색이 유전병인가요?'

이 질문을 허용하면, 그동안 숱한 의사들이 놓쳤던 결정적 단서
가 나올 수 있다.

객관적으로 환자를 진료하려면 객관적인 정보를 획득해야 하는
데, 감정적으로 흔들리면 큰일이다. 다음 날 소설 쓰지 말라는 교
수의 따끔한 질책을 피하려면 감정이 드러나는 질문은 이쯤에서
적당히 접으려는 생각이 의사의 머릿속에 무의식적으로 자리잡은
것 같다. 예를 들어 가족력 중에 심근경색으로 사망한 고령의 할아
버지가 있었다면 감정적으로 절대로 중립적이지 않은 정보이다.
지인들 간의 대화에서라면 이런 말을 듣고도 언제 돌아가셨는지
묻지 않고, 최근에 돌아가신 것을 알고도 애도를 표하지 않는다면
이런 사람을 친구라고 여기지 않을 것이다. 마찬가지로 다른 주제
로 얼른 넘어가려는 의사는 환자에게 매우 비인간적으로 느껴질
수 있다.

객관적인 것은 냉정한 것이 아니다. 이성이 감정의 영향을 받지 않으려면 보다 성숙함이 필요한 것이지, 감정을 배제하는 것이 능사는 아니다. 오히려 사람인 환자의 문제는 감정적인 부분이 적절히 다루어져야 정확한 정보를 얻을 수 있다. 정확한 정보는 정확한 진단으로 이어질 수 있다.

병력 청취는 환자가 이야기하는 흐름을 따라가며 진행해야 한다. 그렇게 하다 보면 의무기록 순서상 한참 뒤에 있는 현병력을 먼저 진행해야 할 수도 있다. 현병력을 물어볼 때는 환자가 충분히 자기 이야기를 할 수 있도록 장단을 맞추며 진행해야 한다. 그리고 나서 나중에 의무기록을 정리하면서 주요 호소 증상과 기간, 그리고 계통별 문진과 함께 과거력과 가족의 병력을 의무기록 형식에 맞게 추가하는 것이 자연스러운 것이다.

주요 호소 증상을 약자로 CC^{Chief Complaint}라고 쓰면서 동시에 주요 관심사 또는 걱정^{CC; Chief Concern}, 즉 방문의 실제 이유^{reason of encounter}를 놓치지 말아야 한다. 환자의 흉통이 오래되었다고 할 때 어떤 이유로 이제서야 의사를 찾아오게 되었는지를 묻게 되면, 최근 할아버지가 심근경색으로 사망한 것 때문에 그동안 가끔 있었던 가슴 통증이 걱정되어 외래를 방문하게 되었다는 것을 알 수도 있다. '선물꾸러미' 또는 '교육되고 조직화된' 증상 뒤에 숨겨 있는 환자의 진짜 걱정이 있을지 모르니, '우리 집에 왜 왔니 왜 왔니 왜 왔니?'라는 노래처럼 '무슨 꽃을 찾으러 왔는지' 물어보는 것이 마땅한 응대 방법이다.

어떤 증상으로 여러 의사를 만나본 환자의 주요 호소 증상은 피부질환의 이차 병변에 비유할 수 있다. 피부과 전문의는 일차 병변 primary lesion을 슬쩍 보기만 해도 바로 처방을 내릴 수 있을 정도이다. 그러나 아무리 유능한 피부과 의사라도 오래되어 태선화된 이차 병변은 조직생검 biopsy을 통해 진단한다. 방문의 실제 이유를 묻고 면담기술을 동원해 오랜 시간을 들여 병력을 정리해가는 것은 조직검사와 같은 과정이다. 동네에서 개원한 일차의료 현장에서는 주요 호소 증상과 관련된 감정적인 표현을 이미 생생하게 들을 수 있기 때문에, 이런 환자를 처음부터 진료해 온 주치의에게는 따로 병력을 정리할 필요가 없다. 그러나 오래된 병력을 가진 환자를 처음 만난 의사라면 '면담적 조직생검 interviewing biopsy' 과정이 필요한데, 주치의가 환자를 보아온 기간의 빠진 이야기를 메꿀 정도의 충분한 시간이 필요하다.

병력 청취 기술의 핵심은 의미 있는 이야기를 만드는 능력이다. 역사학자가 과거의 수많은 사건 속에서 신중히 선별한 사건을 꿰어 의미 있는 역사 history를 편찬하듯이 병력 history 청취는 의사가 된 덕분에 혼자만 알게 된 환자의 이야기를 편찬하는 것이다. 그렇기 때문에 베스트셀러 소설을 읽는 것보다 훨씬 재미있다. 환자는 자기의 이야기를 들어준 의사를 잊을 수가 없다. 친구도 가족도 끝까지 들어주지 않았던 이야기를 제대로 경청하고, 감정을 헤아려 주는 의사에게 드디어 자기 신세를 한탄할 수 있는 것은 마치 신조차도 들어주지 않는 것 같았던 기도를 마친 것과 같다. 결과야 어쨌든 내가 오늘 여기 이 모양으로 이러고 있음을 하나님이 알아주신 것과 같은 시원함을 느낀다. 그리고 이렇게 읽은 환자의 이야기는 오랜 시간이 지나도 의사의 기억 속에 생생하게 살아 있다. 일부러 암기하지 않아도, 기억력이 썩 좋지 않아도 어려서 재미있게 읽은 동화의 줄거리가 생각이 나는 것과 같다. 그렇기 때문에 건강에 어떤 문제가 생기면, 아니 문제가 없어도 건강에 관한 궁금증이 생기면 언제라도 자기의 이야기를 알고 있는 유일한 의사를 다시 찾아올 수밖에 없다. 그것도 가장 먼저 first contact care.

이야기의 실마리를 풀어나가는 첫 번째의 기술은 질문을 잘하는 것보다 잘 듣고 관찰하는 것이다. 빠르게 병력 청취를 하고자 할 욕심에 예리한 질문을 속사포와 같이 쏟아 놓으면 환자는 오히려 위축되고 방어적이 될 수 있다. 경청하는 신체 자세, 눈맞춤, 미세 표정 읽기 등등 구체적인 기술은 면담 기술을 전문적으로 다룬 책을 참고하기를 바란다. 전공의로서 이 글을 읽으신 분들은 대한병원협회에서 제공하는 의학적 면담기술 대한병원협회 https://kha.hunet.co.kr 수련환경평가본부 교육센터을 이수하면 좋을 것이다.

얼굴이 보이지 않는 전화 통화 중에 끊기지 않았다는 것을 알려주기 위해 "네", "그렇군요", "아, 그래요?" 등의 반응을 보여주는 것처럼 상대의 말에 대해 고개를 끄덕이거나 추임새를 넣고 반복이나 환언 등을 사용하는 것은 잘 듣고 있음을 표시해주는 것이다. 이렇게 하지 않으면 자기 말을 경청하지 않는다고 생각한 상대방은 말을 중단할 수도 있다.

숨겨진 이야기를 끄집어내려면 말을 잘 듣고 있음만으로 충분하지 않다. 이에 더해 상대의 감정을 이해하고 공감한다는 표시를 해주는 것이 필요하다.

"많이 힘드셨겠어요",
"그때 속이 상하셨겠네요",

또는

"우울해 보이네요"

등과 같이 상대의 감정이나 상태를 이해한다는 표시를 하는 것이 반영reflection이다. 마치 상대의 마음이 내 거울에 비추어 보이는 것처럼 반사해 보여주는 것이다. 또 하나의 공감 기술은 정당화

legitimation이다.

"누구라도 그런 상황에서는 화가 날 수밖에 없었을 거에요",

또는

"저 같아도 싫어했을 것 같네요"

등과 같이 정당화는 상대방의 감정이나 생각이 유별나서 그런 것이 아니라, 당연한 것이고, 그럴 수밖에 없었음을 인정해주는 것이다. 이렇게 하면 환자 내면에 오래 숨겨져 있던 이야기가 마침내 세상 밖으로 나오게 되어 어떠한 명의도 수많은 반복 검사로도 도저히 알 수 없었던 문제의 실마리가 잡히게 될 수 있다. 이솝 우화에서 나그네의 옷을 벗길 수 있었던 것은 매서운 바람이 아니라 따뜻한 태양이었다.

처음에는 면담 기술 하나하나의 조작적 정의를 익혀서 의도적으로 사용해야 할 필요가 있다. 만일 감정적으로 중립적이지 않은 환자의 상황을 접하게 되었다면, 오글거리는 느낌이 들더라도 공감의 기술을 스스로 처방해서 사용해보도록 한다. 이는 외국어를 처음 발음할 때와 같이 잘 안되고 어색한 느낌과 같다. 외국어 수준이 올라가면 머릿속에서 번역기를 돌리지 않고도 생각한 것을 말할 수 있게 되는 것처럼, 공감 기술에 익숙해지면 나중에는 의도하지 않고도 자연스럽게 환자의 이야기에 공감하고 있는 자신을 발견하게 된다. 그리고 스트레스나 불안, 또는 분노에 가득 차서 이야기하는 상대의 말투가 어느새 많이 누그러지는 것을 보게 될 것이다.

가정의학과 의사인 주치의는 이런 공감적 면담 기술을 장착하고 있다. 공감은 사람의 마음을 움직여 필요한 정보를 얻어내는 과학적인 방법이면서 동시에 그 사람을 치유하는 기술이다.

들어주는 의사에게 환자는 가족이나 친구에게조차 할 수 없었던 이야기도 할 수 있다. 동네 주치의라면 오랫동안의 진료를 통해 파악할 수 있었을 이야기를 대학병원 외래에서는 한 번에 다 듣기에 시간이 턱없이 모자라다. 바쁘게 두서없이 늘어놓는 사실은 정리되지 않아 앞뒤가 맞지 않을 때도 많고, 중요한 사건이 빠진 탓에 모순되는 이야기가 되는 경우도 많다. 그럴 때 '명료화clarification'를 통해 모호했던 것을 분명히 확인하고, '요약summary'을 하여 잘 들었음을 표시함과 동시에 잘못된 것이 있으면 환자가 바로잡을 수 있는 기회를 제공한다. 여기까지 하여 만들어진, 말이 되는 이야기로 환자의 현병력을 정리한 이후에 하는 계통별 문진은 오리무중에 빠지는 것을 막을 수 있다. 면담을 마무리하기 전에 끝이 열린 질문을 한 번 더 하는 것이 좋은데,

'그밖에 하실 말씀이 있나요?'

'말씀하신 것 중에 제가 이해하지 못한 부분이 있나요?'

'물어보시거나 하시고 싶은 말씀이 있나요?'

와 같이 '탐색 질문surveying question'을 함으로써 더이상 할 이야기가 없는 환자가 면담을 종결하도록 허용하는 것이다. 면담 끝에 하게 되는 열린 질문을 하면, 환자는

'의사는 지금까지 충분히 내 이야기를 들어주었고, 나는 하고 싶은 말을 다했다'는 시원함을 느낄 수 있다.

그리고 그 의사는 환자로부터 '이렇게 내 이야기를 들어준 의사는 선생님이 처음이에요'라는 말을 듣게 될 것이다.

3) 꼬인 이야기를 풀어내기

앞에서 이야기가 꼬인 이유가 일차 종합의일반의와 전문의의 역할에 대한 오해에서 비롯되었다고 하였다. 그러나 수십 년에 걸쳐 우리 언어습관에 박힌 것을 단번에 고치는 건 거의 불가능하게 보인다. 주치의를 제도화하는 것도 기득권과 정치인들의 이해득실을 고려해야 하니 쉽지 않아 보인다. 그래도 어떻게 해서든 꼬인 이야기를 풀어

내어야 애매한 증상을 가진 환자의 문제를 해결해 줄 수 있다.

환자는 자기의 증상이 어떻게 시작되었고, 무엇 때문에 생겼는지 나름대로 설명할 수 있다. 그 설명 모형을 들어보면 매우 합리적으로 보이지만, 그렇게 해서 문제가 해결되었다면 오늘 의사를 찾아왔을 이유가 없다.

나름 논리적인 설명 어딘가에 허점이 있는 것 같은데, 어디서부터 이야기가 꼬인 건지 우울증이나 불안 장애 환자의 증상 목록을 예를 들어 설명해보자.

미국정신의학협회가 출판하는 정신질환 진단 및 통계 편람 5판 DSM-5; Diagnostic and Statistical Manual of Mental Disorders에서 범불안장애의 진단 기준을 요약하면 신체적 이유 없이 최소한 6개월 이상 지나친 걱정과 불안이 조절하기 어렵다고 생각되고, 안절부절, 쉽게 피로함, 집중 장애, 짜증, 근육 긴장, 수면장애 등 6가지 증상 중 3가지 이상이 있는 것이다. 불안은 감정의 문제인 것 같은데, 증상은 신체 증상이 많다. 불안과 동반된 신체 증상은 이것 말고도 발한, 떨림, 어지럼증, 맥박이 빨라짐, 메스꺼움이나 복통, 저린 듯한 이상 감각, 호흡곤란, 오한, 질식할 것 같은 느낌, 흉통 등 공황 발작에서 잠깐 나타날 법한 증상 중 한두 개가 간헐적으로 반복되거나 지속된다.

이런 증상을 가지고 있는 환자는 어떤 의사를 먼저 찾아갈 것으로 예상되는가? 진단 기준에 꼭 맞는 환자라 해도 정신건강의학과를 먼저 찾아가게 될 가능성이 얼마나 될까?

가령 피로는 간 때문이라고 생각하고 간 전문의를 먼저 찾아가지 않겠는가? 근육긴장으로 인해 통증이 있는 사람은 정형외과나 재활의학과를 찾던지 아니면 그전에 약국에서 파스를 붙이거나 진통제를 사 먹지 않겠는가? 오한이 있으면 감염을 걱정하여 감염내과를 가려고 할 것이고, 떨림이나 발한이 있으면 내분비대사내과에 가서 갑상선 기능 검사를 요청할 수도 있을 것이다. 의사라도 어지럼증이나 저린 감각은 신경과, 흉통이 있거나 맥박이 빨라지면 순환기내과, 메스꺼움이나 복통은 소화기내과, 호흡곤란이나 질식할 것 같은 느낌이 있으면 호흡기내과 진료가 먼저 떠오른다. 하물며 인터넷 검색 후 자기 증상에 맞게 관련 전문과를 찾아가는 환자를 나무랄 수 있을까?

우울증의 진단 기준은 2주 동안 거의 종일 우울함, 흥미 감소, 식욕 감퇴나 증가로 5% 이상의 체중 변화, 불면이나 과수면, 정신운동성 지체나 초조함, 극심한 피로감, 삶이 무가치하거나 부적절한 죄책감, 사고력이나 기억력 또는 집중력 감소, 반복적으로 자살을 생각하는 등의 증상 중 5가지 이상으로 요약될 수 있는데, 피로감, 집중력 감소, 수면 장애, 초조함은 불안 장애와 겹치는 증상이고 실제로 불안 장애와 우울증은 동반될 수 있다. 현저한 불안이나 우울함을 가진 환자는 다행히 정신건강의학과에서 잘 진단되어 치료를 시작하게 되겠지만 DSM-5의 진단 기준에 부합하지 않는 불안 또는 우울 환자는 한군데 정착하지 못하고 다양한 신체 증상으로 여러 전문과를 떠돈다. 가령 체중 감소가 있는 노인이라면 숨겨진 악성 질환을 찾기 위해 종합검사 수준의 검사를 하는 게 당연하다고 생각하지 않겠는가? 기억력이 감소하였다면 간이정신상태검사 MMSE; Mini Mental State Examination만으로 충분하지 않으니 뇌자기영상검사MRI나 PET 검사를 위해 신경과 진료를 권하게 되지 않겠는가?

그런데 한두 가지 신체 증상으로 환자가 찾아간 각 전문과에서 검사한 결과가 모두 정상이었다고 하자. 대부분의 경우 전문의들은 자기가 시행한 검사 결과에 대하여 영상의학 자료를 보여주며 친절하게 설명해주고, 신경성이니 걱정하지 말라고 안심시킨다. 하지만 왜 이런 증상들이 생기는지에 대해 환자에게 설명하지 못한다. 불안한 환자는 다른 신체 증상도 있기 때문에 정상이라는 결과에 안심하기보다는 (애당초 쉽게 안심할 사람이면 진료를 받지도 않았을 것이라) 무언가 검사가 충분하지 않다고 생각하여 다른 신체 증상을 호소하며 또다른 전문의를 찾는다.

신경성이라는 병명은 없다. 그럼에도 불구하고 신체적인 증상을 호소하는 환자에게 신경성이라는 딱지를 붙이는 것은 어지러워 정신건강의학과를 찾아간 환자에게 신체성이라는 말도 안되는 진단을 붙인 것과 같다. 아무리 신체적 질병에 익숙하지 않은 의사라고 해도 어지럼증의 원인이 뇌의 병변 때문인지, 전정기관의 문제가 있어서 그런지, 심부전 때문인지, 부신기능저하증 탓인지 특정 신체기관의 질병이 의심되는 단서 한두 개쯤은 알려줄 것이다. 그렇지 않고 각 신체 질병의 전문가에게 의뢰하는 대신 정신 질환이 아니고 신체적 문제이니 안심하라고 하는 경우가 어디 있겠는가? 그런데 어째서 신체적인 질병을 보는 전문의들은 죽을 것 같은 공포를 감춘 불안한 환자나 자살 사고를 가지고 있는 환자에게 우울증이 의심되는 단서를 지적하면서 의뢰하지 (않는다고 하면 틀림없이 나쁜 의사일 테이니) 못하는 것일까?

정신건강의학과 진료를 권하려면 환자를 납득시켜야 하는데, 의과대학생 시절에 불안 장애나 우울증의 진단 기준을 배웠다고 해도 전문의로 지낸 시간만큼 오래전에 배운 터라 이를 단서로 떠올리기 쉽지 않다. 어쩌면 다양한 증상을 단서로 떠올릴 수 있는 의사는 오히려 자기 분야의 전문성을 의심 받을지도 모른다. 게다가 정신건강의학과에 가도록 설득하려면 만만치 않은 저항과 시간과 노력이 필요하기 때문에 당장 위중한 상태에 빠질 신체적 위험은 없다는 의미로 신경성이라고 하는 것이다. 우울증이 의심되는 환자가 죽을 생각을 행여 한 번이라도 해본 적이 있었는지 묻지도 않은 채…….

가정의학과 의사는 전공의 과정에서 다양한 각도에서 환자를 봄으로써 여러 가지 신체 증상으로부터 최소한 우울증과 불안 장애의 단서를 추출하는 능력을 수련한다. 그리고 한 가지 신체 증상으로부터 여러 가지 신체 질병을 의심하는 추론 능력을 수련한다. 그렇게 환자의 전체적인 모습을 볼 수 있어서 꼬일 수 있는 이야기를 풀어낼 수 있다. 어떤 단과 전문의가 애매한 증상을 가진 환자의 이야기를 풀어내지 못하는 것은 의사로서 부족한 능력 때문이 아니다. 그는 그런 훈련을 받지 못했을 뿐이다. 아니 받을 필요가 없었을 것이다. 문제는 우리나라가 전체를 보는 능력을 가진 일차의료 의사에게 먼저 진료 받을 수 있는 보건의료체계를 갖지 못한 것이다.

4) 이야기에 서술형 제목 달기

의료가 정확한 진단과 그에 합당한 치료를 통해 수많은 질병을 효율적으로 해결할 수 있다는 것을 부정할 의사는 없다. 현재 우리나라의 모든 임상 의사가 보험 청구에 이용하는 한국질병사인분류 KCD; Korean Standard Classification of Diseases의 상병 코드는 세계보건기구에서 질병과 증상을 분류해 놓은 국제질병분류 ICD; International Classification of Diseases에 준하여 만들어졌다. ICD는 해부학적 또는 계통별, 질병 원인별로 최종 진단을 고려하여 만들어졌기 때문에 각국의 질병 통계를 비교하기에 편리함이 있다. 더구나 건강보험은 이를 의사의 진료행위를 보상하는 수단으로 이용하고 있기 때문에 일차의료에서 아직 최종 진단명을 붙일 수 없는 애매한 증상이라 하더라도 일단은 가장 의심되는 진단을 붙여 둘 수밖에 없다.

예를 들어 체중감소와 심계항진, 그리고 열감을 호소하는 환자에게 갑상선기능검사를 처방하고자 하면 건강보험으로부터 상환 받기 위해 '갑상선기능항진증'이라는 배제 진단명을 부진단명으로 붙이게 될 것이다. 감기가 유행하는 계절에 관절염, 위궤양 등의 통계가 같이 증가할 수도 있다. 발열 및 근육통을 완화시킬 목적으로 비스테로이드성 소염진통제 NSAID; Non Steroid Anti-Inflammatory Drug 를 처방하고 이에 따르는 위장 장애 부작용을 예방하기 위해 프로톤펌프억제제 PPI; Proton Pump Inhibitor 를 처방할 수 있는데, 얼마 전까지만 해도 보험 청구에 NSAID 처방에는 퇴행성 관절염이라는 진단명이, PPI 처방에는 소화성궤양이라는 진단명이 불가피하였기 때문이다. 물론 나중에 국가적으로 취합된 진단 통계에는 당연히 오류가 있게 될 것이지만 처방하는 의사의 관심사는 아니다.

그런데 모든 건강 문제에는 그에 상응하는 진단명을 항상 붙일 수 있을까? 이전에 혈액검사 한 가지가 정상을 살짝 벗어났었던 것이 걱정되어 추적검사를 받았던 환자가 오늘 정상범위 안에 있다는 것을 확인하였다면, 정상이라는 진단명이라도 붙여주어야 할까?

ICD 상병 코드에 익숙해진 대부분의 의사들은 이럴 때 보통 이전 의심 진단명을 붙이고 넘어갈 테지만 무언가 찜찜하다.

세계가정의학회 WONCA; World Organization of National Colleges, Academies and Academic Associations of General Practitioners/Family Physicians, World Organization of Family doctors 에서 개발한 국제일차진료분류법 ICPC; International Classification of Primary Care 은 환자 중심의 분류법으로 방문 이유, 진료 시 사용된 진단적 검사, 치료 과정, 검사 결과, 타과로 의 의뢰, 진단 과정, 진단명이 모두 입력되기 때문에, 최종 진단명 을 꼭 남길 필요가 없고, 코드만 살펴봐도 환자가 왜 의사를 만났는 지, 무엇을 했는지 진료 과정을 대충 엿볼 수 있어(예를 들어, 검사 결 과를 확인하러 왔음 등) 일차의료의 주치의에게 매우 필요하다. 노르 웨이, 벨기에, 네덜란드 등에서는 국가차원의 일차 진료 분류법으 로 사용되지만 우리나라는 건강보험 상환 청구에 사용되고 있지 않 으므로 가정의학과 의사들조차 많은 이들이 이름을 한두 번 들어봤 을지언정 구체적인 코드의 구성은 잘 모르고 있다.

우리나라가 장차 튼튼한 일차의료를 기반으로 한 효율적인 의료 전달체계를 추구하려면 ICPC를 도입할 필요가 있지만 아직 요원한 일이다. 그러나 ICPC의 방문 이유 reason for encounter 만큼은 일차의 료에서 제대로 활용되기를 바란다. 방문 이유를 알아가다 보면 환 자의 전체적인 이야기를 듣지 않을 수 없고, 이야기를 만들어 보면 문제 해결의 단서를 찾을 수 있다.

진단과 치료라는 묶임 공식은 환자의 건강 문제를 해결하는 한 가지 방법임에 틀림없다. 하지만 환자가 의사를 찾아올 때 진단을 받기 위해서만 오는 것은 아니다. 명사로 된 진단명을 붙이고 나면 모든 문제가 저절로 해결되는 것도 아니다. 아니, 진단명을 붙이고 나서도 추가적인 현상에 대해 설명해야 할 다른 문제가 너무나 많다.

예를 들어 보자. 당뇨병은 인슐린 생산 능력과 저항성 여부에 따라 제1형과 제2형으로 진단명이 나누어져 있다. 이 진단명은 췌장의 베타세포에서의 인슐린 생산능력이라는 병리학적 기준에 따라 진단 초기부터 혈당 조절에 인슐린을 사용해야 할지 말지를 결정하도록 도움을 준다. 그런데 임상에서는 치료 방법이 이렇게 단순하게 나누어져 있지 않다. 제2형 당뇨병이라고 해서 인슐린을 전혀 사용하지 않는 것은 아니다. 제2형 당뇨병이라 해도 매우 높은 혈당을 보이는 경우 조기에 인슐린을 사용하여 신속하게 혈당을 낮춤으로써 당독성glucotoxicity에 대한 노출을 최소화하고 췌장의 능력을 최대한 보존하는 것이 요즘 경향이다. 그리고 제2형 당뇨병이 오래되어 췌장이 기능을 완전히 상실하게 되면 결국 인슐린을 사용하지 않을 수 없다. 오랫동안 인슐린을 사용하면서 안정적으로 혈당 조절이 되어 온 환자가 최근 가끔씩 저혈당을 보인다면 신장기능 합병증이 온 것을 의심해보고 인슐린을 줄여야 될 수도 있다. 인슐린으로 혈당 조절이 잘 되어 가던 환자가 아침에 혈당이 높아지면 소모기^{somogyi} 현상을 생각해보아야 한다. 아니면 반대로 새벽^{dawn} 현상이든가…….

복잡해 보이지만 그래도 여기까지는 병리학적으로 얼마든지 설명이 가능하고, 의사국가시험에 합격한 의사의 지식 수준이면 당뇨병의 진단 분류에 따른 치료 방법과 합병증 관리를 모를 리 없다.

그렇다면 다음 두 가지 사례는 어떻게 설명할 수 있을까?

1. 제2형 당뇨병으로 경구용 혈당강하제를 사용 중인 50대 중년 여성의 당화혈색소가 3개월 전 7.8%이었는데, 이번에는 6.5%로 감소하였다. 약물의 순응도나 체중변화는 없었으며, 식사나 운동 등의 생활습관 관리를 특별히 더 열심히 하지도 않았다. 신장 기능도 전과 다름 없었다.

2. 제2형 당뇨병으로 경구용 혈당강하제를 사용 중인 70대 남성의 당화혈색소가 3개월 전 6.5%이었는데, 이번에는 7.8%로 증가하였다. 약물의 순응도나 체중변화는 없었으며, 식사나 운동 등의 생활습관 관리를 특별히 더 게을리하지도 않았다. 최근 스테로이드 사용이나 감염을 앓은 적은 없었다.

두 사례 모두 제2형 당뇨병이고 생활습관 관리에 차이가 나지도 않으나 결과는 반대 방향이다. 사실 결과에 따른 치료만 생각하면 약물을 줄이거나, 늘이거나, 바꾸거나, 새로 추가하거나 하면 된다. 결과가 나쁘면 좀더 운동을 열심히 하라고 잔소리를 더해줄 수는 있을 것이다. 그런데 당신이 이 환자분들의 주치의라면 뭔가 좀 궁금해지지 않는가? 아니 환자 입장에서는 뭔가 물어보고 싶을 것이다. 결과가 좋은 환자조차도 갑자기 혈당 관리가 잘되면 혹시 나쁜 일이 생겨서 그런 것인지, 혈당강하제를 계속 사용하면 저혈당이 생기지나 않을지 걱정할 수 있다. 하물며 결과가 나쁜 환자는 약물이 늘어나지나 않을지 인슐린을 추가해야 되지는 않는지 걱정하는 것이 당연하다. 그러나 학교에서 배운 병리학적 지식만으로는 이유를 설명하기 힘들다.

그래도 내분비대사내과 전문의라면 결과가 나빠진 환자에게 스트레스 유무를 한 번쯤은 물어볼 것이다. 그래서 환자가 스트레스가 있다고 하면 '그러면 그렇지'라고 생각하고 스트레스 조절이 필요하다는 기록을 남길 것이다. 그런데 좋아진 환자는 무슨 스트레스? 그래서 그냥 좋아졌음에 만족하고 좀더 식이요법과 운동을 열심히 하라는 권고로 진료를 마칠 것이다.

그러나 주치의는 그 스트레스가 혈당에 미칠 만한 것인지 좀더 구체적인 내용을 관심 있게 물어볼 것이다.

첫 번째 사례의 50대 여성은 맏며느리로서 오랫동안 돌보던 치매 시어머니의 장례식을 2개월 전에 치렀다. 좋은 시어머니 밑에서 고부간의 갈등도 없이 함께 살았는데, 치매가 되신 이후 시어머니를 지속적으로 수발하는 일이 스트레스 요인이어서 그동안 혈당 조절이 어려웠을 것이고, 최근 이런 스트레스에서 해방된 것이 혈당 조절이 잘된 이유가 되었을 것이다.

두 번째 사례의 70대 남성은 한 기업의 고문으로 일하고 있는데, 2개월 전 보이스피싱을 당해 큰 금전적 피해를 보았다. 다행히 범인은 잡혔고 일부를 회수할 수 있었으나 그동안 맘 고생이 심했다.

듣고 보니 과연 혈당에 영향을 미칠 만한 사건이었지 않은가? 물론 환자가 겪은 스트레스를 의사가 해결해주지는 못한다. 다만 그런 사건이 혈당에 충분히 영향을 주었음을 인정해주고 설명해줌으로써 혈당 조절 결과에 대한 불안을 진정시켜 줄 수 있다. 환자의 혈당과 관련된 에피소드는 주치의가 신경을 한 번 더 써야 하는 귀찮은 일이 아니라 이 환자를 좀더 잘 기억할 수 있는 의미 있는 사건으로 기록되어 그 환자의 이야기 문집에 추가된다. 그리고 환자에게는 자기의 이야기를 들어주고 기억해주는 유일한 의사로 남는다.

모든 건강 문제에 대해 병리적 진단이 가능하지도 필요하지도 않다. 그렇지만 환자가 들고 오는 문제를 어떻게든 설명해주는 것은 가능하고 꼭 필요한 일이다. 애매한 문제로 여러 의사를 전전해

온 환자에게 병리학적으로 설명할 만한 이상 소견이 없다는 설명은 충분하지 않으며 환자의 불안을 잠재우지 못한다. 환자를 안심시키려면 환자의 증상에는 이유가 있었음을 알아주고 증상이 생리학적으로 어떻게 연결이 될 수 있는지 설명해주어야 한다. 가령, 두 환자의 사례에서 우리 인간에게 어떤 문제가 생기면, 이를 해결하기 위한 생각을 많이 해야 되고, 그러기 위해 뇌의 에너지원인 포도당이 충분히 혈액에 공급되어야 하고, 그러기 위해 심장은 빨리 뛰고 혈압은 높아져야 하며, 이를 위해서 부신호르몬이 필요하고, 부신호르몬은 혈당을 높이게 되므로 혈당 조절이 잘 안될 수밖에 없다는 설명이 필요하다.

이세돌과 대국한 알파고는 아무리 신의 한 수를 두었다고 해도, 왜 그런 수를 두었는지 설명하지 않았다. 그냥 확률적으로 이길 수 있는 수를 둔 것이었다. 그에 반해 사람끼리의 바둑은 하나하나의 수에 설명을 붙일 수가 있다. 상대의 집을 부수기 위해 한 수를 두면, 상대는 그에 대한 응수로 내 다음 의도를 물어오며 수담을 나눈다. 그렇기 때문에 인공지능과의 바둑은 재미가 별로 없다.

인공지능이 자율성을 가질 정도로 발전한다고 해도, 인간이 중요한 판단을 맡기려면 전제 조건이 있다. 인공지능이 왜 그런 판단을 했는지, 무엇을 근거로 그렇게 판단했는지 인간에게 설명할 수 있어야 한다. 아무리 소문난 명의가 검사에 이상이 없고 붙일 만한 진단명도 없으니 크게 걱정하지 않아도 된다고 해도, 내가 불편한 이유에 대한 설명이 납득되지 않으면 또 다른 의사를 찾아가게 될 수 있다. 그리고 그 명의에게는 인공지능과 다름없는 차가움이 느껴진다. 인간인 환자에게는 이해할 수 있는 인간적인 설명이 필요하다.

당뇨병 환자를 기계적으로 제1, 제2형으로 나누어 놓으면 편리하기는 하다. 그러나 제2형 당뇨병이라는 동일한 병리학적 진단명을 가진다고 해도 환자마다 다양한 상황에 처해 있으므로 치료가 똑같을 수 없다. 당뇨병과 같이 생활습관이 중요한 만성질환에 대해서는 사람의 얼굴만큼 다양하게 개별화된 치료 전략을 세워야 한다. 환자는 진단명에 따라 자신을 분류하고 싶어서가 아니라 건강 문제 해결을 위해 의사를 찾아온다. 그렇다면 사람의 이야기에 따라 문제를 개별화하여 이름으로 불러주는 것이 문제 해결에 도움이 될 수 있지 않을까?

케빈 코스트너가 주연한 영화 '늑대와 춤을'에서 나오는 인디언 형제들의 이름엔 명사가 아니라 '주먹 쥐고 일어서', '발로 차는 새', '머리 속의 바람' 같은 서술형이 등장한다. 이런 이름은 그 사람의 성격이 잘 나타날 뿐만 아니라 쉽게 잊혀지지 않는다. 가령 앞서 두 사례의 제2형 당뇨병에 대해 '시어머니의 장례 후 호전된 제2형 당뇨병', '보이스피싱으로 악화된 제2형 당뇨병'과 같이 명사형 진단명보다는 이야기로 서술할 수 있는 이름을 붙이면 환자가 방문한 이유를 더 잘 설명할 수 있다. 서술형 진단명은 치료에도 바로 응용될 수 있다. 의사를 만날 때마다 기계적인 말투로 한 번에 몇 분 이상, 주 몇 회 이상 근력 운동 아니면 유산소 운동을 하라는 일률적인 권유에는 환자의 이야기가 전혀 담겨 있지 않다. 손주와 함께 '포켓몬고' 게임을 하는 당뇨병 할머니에게 '운동을 잘 하고 있는지, 스트레스는 없는지'라고 묻는 대신 요즘 게임 레벨이 얼마냐고 물어보는 것이 슬기로운 진료생활이다. 등산을 하며 휴대폰으로 멋있는 사진을 찍는 중년의 환자에게는 최근 찍은 사진을 보자고 하는 것이 진료를 즐겁고 기대되는 시간으로 만들어줄 수 있다. 이런 환자와는 혹시 오랜만에 통화하게 되더라도 이전 치료 병력의 기억이 파노라마처럼 떠오르며 반갑게 인사를 나누게 될 수 있다.

코로나가 유행하면서 비대면진료가 관심을 끌게 되었다. 그러나 비대면 원격진료는 기술의 발달이 주도하는 것이 아니다. 영상을 통해 얼굴 표정, 피부색을 자세히 관찰할 수 있고, 음향기기를 통해 심장박동과 호흡음을 들을 수 있으며, 혈압과 혈당을 24시간 감시하여 의사에게 보고할 수 있는 의료기계를 사용할 수 있게 되었다고 해도, 환자를 처음 본 의사는 오랜 시간을 들여야 환자의 전체 이야기를 파악할 수 있다. 이 환자를 처음부터 진료해 온 동네 주치의라면, 컴퓨터에 저장된 의무기록을 보지 않고, 전화 통화만으로도 환자의 서술형 진단명을 통해 전체 병력을 기억해 내고, 퍼즐의 어디에서 문제가 발생했는지 금세 짐작할 수 있다.

실은 이미 동네 주치의들은 환자가 사정상 직접 올 수 없다고 할 때, 진료비를 받지도 않고 원격으로 전화 상담을 할 수 있었다. 예를 들어보자. 지금까지 수년 간 건강검진에 이상이 없었고, 바다의 생생한 사진을 찍기 위해 스킨 스쿠버 강사 자격증까지 갖출 정도로 건강을 자신하던 40대 사진작가가 지난달부터 야생동물을 찍으러 아프리카에 체류하고 있었다. 그러다가 최근 극심한 피로감이 생겼는데, 귀국해서 입원이라도 해야 하는지 급하게 물어볼 의사는 주치의 밖에 더 있겠는가? 평소 환자의 건강에 크게 문제가 없다는 것을 알고 있는 주치의는 생생한 동물 사진을 찍기 위해 햇볕이 쨍쨍 내리쬐는 들판에서 잠복하며 땀을 흘렸는지 물어보고 소금을 처방하여 다음 날 회복시킬 수도 있다. 알레르기 때문에 요통이 있어도 NSAID 계통의 약물은 절대 먹지 않는 50대 남성 직장인이 어느 날 저녁 식사 후 갑자기 구토와 평소와 다른 심한 요통이 생겼다면 주치의 밖에 연락할 의사가 없을 것이다. 주치의는 먼저 함께 음식을 먹었던 사람들이 별 이상이 없었음을 확인할 것이다. 소변 색깔이 붉다는 말을 듣고 오래전 간호사를 그만둔 부인으로 하여금 남편의 등을 두드려보게 할 수도 있다. 만일 늑골^{갈비} 척추각 압통이 있다고 하면 요로결석이나 신우염을 의심하여 응급실로 바로 안내할 수도 있다.

발전된 기계는 단지 이런 주치의 진료의 보조 장치일 뿐이다. 따라서 원격진료는 첨단 기술로 무장된 대형병원이 아니라 동네 주치의를 중심으로 시작되어야 한다. 코로나 팬데믹 시대의 비대면진료는 환자를 기억하고 있는 주치의가 아니면 원격진료의 흉내를 낼 뿐이다.

5) 반전

재미있는 소설이나 영화에는 지루했던 줄거리에 반전이 일어나면서 그동안 팽팽했던 긴장감이 일시에 해소되고 결론을 맺는 경우가 많다. 독자나 시청자들은 반전을 기대하면서 각자의 인생 경험을 통해 결론을 추론하는 재미를 놓치고 싶지 않다. 그렇다고 뻔한 이야기에 실망할 시청자를 붙잡기 위해 개연성이 없는 인물이나 사건을 억지로 집어넣어 반전을 시도한다면 우린 이를 막장 드라마라고 부른다.

반전은 동일한 객체를 다른 프레임으로 볼 때 경험한다. 즉 작은 창문으로만 세상을 보다가 큰문을 활짝 열고 전체를 다 볼 때 깨닫게 된다. 반전을 꾸미는 전지적 작가의 입장에서 반전은 없다. 끝을

정해 놓은 작가가 자기가 쓴 소설을 읽는다면 무슨 반전의 재미를 느끼겠는가? 다만 전체 이야기를 모르는 독자는 작가가 의도한 세계관 속에서 앞에서부터 이야기를 읽어 가다가 반전을 만나 감탄을 하게 되는 것이다.

현실에서 이런 극적인 반전을 만날 가능성은 거의 없을까? 흥미롭게도 대학병원의 가정의학과에서는 누가 일부러 기획한 것도 아닌데, 거의 매일 이런 반전을 실제로 경험하게 된다. 말기 암으로 하루 종일 누워 있던 노인 환자가 호스피스를 위해 가정의학과에 전과된 후 동반된 파킨슨병을 찾게 되어 약물 치료 후 다시 걸어서 화장실을 갈 수 있게 되었다든지, 10년 동안 대학병원의 호흡기내과, 소화기내과, 정형외과, 마취통증의학과를 다녔던 환자가 우울증과 불안 장애로 진단받게 되었다든지, 오랫동안 편두통의 잦은 재발 때문에 예방적 약물치료를 받던 환자가 목 주위 근육에 통증 유발점 주사를 맞고 수개월 동안 약물 없이 지낼 수 있게 되었다든지, 통증으로 오랫동안 치료 받던 노인 환자가 치매가 의심되어 보호자에게 이끌려 찾아왔다가 장기적으로 사용했던 약물을 중단한 이후 인지기능을 회복했다든지, 몸 여기저기가 아파 그때마다 약물 치료를 받던 중 복통과 옆구리 통증으로 응급실을 찾았다가 복부 촬영 후 요로결석이 의심된다고 하였으나, 과거 영상자료에서 통증과 관련 없는 신장의 석회화로 확인되고 결국 섬유근육통 약물치료

후 호전되었다든지 등의 셀 수 없이 많은 이야기를 이 책에 다 담을 수 없다. 해결되지 않는 애매한 문제로 불안함 속에서 살면서 여러 의사에게 작은 창문만 열어 놓고 진료를 받아 오던 환자가 가정의학과에서 처음으로 큰문을 활짝 열고 모든 이야기를 시작하게 되면 비로소 끝이 보이면서 팽팽하던 긴장감이 사라지는 반전이 일어날 수 있다. 환자를 가장 처음 만나야 할 가정의학과 의사가 가장 마지막에 보게 되는 현실 자체가 역설적이고 반전이다. 뒤에 소개할 열다섯 개의 이야기들은 이런 반전을 잘 보여주고 있다.

그런데 처음부터 끝까지의 이야기를 아는 주치의라면 이런 반전은 애당초 필요 없었을 것이다. 재미있는 이야기를 위해 반전을 만날 때까지 환자가 긴장감 속에서 살 필요는 없는 것이다. 환자는 자신의 이야기라면 차라리 재미없는 스포일러를 원한다. 그리고 지금 벌어지고 있는 우리의 보건의료체계의 위기는 처음부터 이런 반전이 필요 없었던, 하나도 재미없는 막장 드라마 같은 것이다.

반전을 찾아내는 능력을 키우기 위해 가정의학과 의사의 세계관은 건강의 전체 영역을 아우를 수 있을 정도로 확장되어야 한다. 더 이상 가능한 항암치료가 없고, 신체적으로도 쇠약하여 살아갈 이유를 모르겠다는 말기 암 암환자의 예를 들어보자. 호스피스는 가정의학과 의사의 주요 진료 영역이다.

호스피스·완화의료가 암환자를 대상으로 시작된 이유는 다른 질환에 비하여 말기 상태에 이른 이들의 남은 삶의 여정이 비교적 예측이 가능하여 임종을 준비할 수 있는 시간이 주어지기 때문이다. 그에 반해 기관부전^{심부전, 호흡부전, 간부전 등}은 과로나 감염과 같은 신체적 스트레스를 받으면 금방이라도 돌아가실 수 있지만 의학적 도움을 받아 위기를 잘 넘기면 직전 상태로 회복이 되어 수개월 아니 수년간이라도 어느 정도의 일상생활을 더 하실 수 있다. 한편 노쇠는 언제나 돌아가실 것처럼 보여도 암환자나 기관부전 환자보다 여명이 더 긴 편이다. 그렇지만 아무리 길어도 젊고 건강한 사람에 비할 바는 못되니 마지막 순간까지 어떻게 잘 살게 해드릴 것인가를 항상 고민해야 할 것이다. 어떤 질환이든 임종이 가까워올수록 환자들의 신체적인 기능과 삶의 질은 점점 떨어지기 때문에 새로운 차원의 삶의 질을 도모해야 한다. 그래서 이런 질환들이 하나둘씩 호스피스 대상 환자에 편입되고 있다.

세계보건기구의 건강의 정의에는 최소한 신체적, 심리적, 사회적 영역이 있는데, 완화의료의 정의에는 여기에 영적 영역이 추가되어 있다. 다 그런 것은 아니지만 종교가 없는 의료인들은 일부러라도 이런 측면을 애써 무시하는 경향이 있다. 보이는 신체적 질환도 치료하지 못하는 와중에 영적 측면은 허깨비 같은 이야기 정도로 치부될 수도 있다. 과연 영적 건강이란 특정 종교의 경전에만 존재하고, 신비주의에 심취한 사람들 말고 보통의 인간이 사는 세상에서는 허튼 소리에 지나지 않는 것일까?

호스피스·완화의료 및 임종과정에 있는 환자의 연명의료결정에 관한 법률 제2조 6항에서

"호스피스·완화의료"란 말기환자 또는 임종과정에 있는 환자와 그 가족에게 통증과 증상의 완화 등을 포함한 신체적, 심리사회적, 영적 영역에 대한 종합적인 평가와 치료를 목적으로 하는 의료를 말한다.

고 정의되어 있다. 법률에 분명히 영적 영역을 명시하고 있는데, 의사의 눈에 안 보인다고, 손으로 만질 수 없다고 환자의 영적 측면을 보지 않는다면 고통의 일부만 치료할 수 있을 뿐이다.

영적 영역은 나를 초월하여 가까이에 있는 환자가 가족과 사회뿐만 아니라 공간적으로 아주 멀리 있는 세계, 다른 시간을 살아간 조상과 아직 세상에 태어나지도 않은 후손들과도 연결되어 있음을 깨닫는 것이다. 연결 외에도 영적 영역을 나타내는 단어에는 사랑, 용기, 양보, 의미 등과 같은 것들이 있다.

극도로 쇠약하여 신체적으로 할 수 있는 것이 없어 삶을 끝내고 싶어하는 환자에게 호스피스를 담당하는 의사는 환자에게 절대 하지 말아야 할 말이 있는데, "더이상 해드릴 수 있는 것이 없다"는

말이다. 영적 영역을 모르는 의사는 치료에 반응하지 않는 환자에 대해 좌절하여 이런 말을 할 수도 있다. 실망한 환자와 마찬가지로 이런 의사는 환자가 더 사는 것이 어떤 의미가 있는지 자기의 프레임을 통해서는 이해할 수 없기 때문이다. 그러나 영적으로 확장된 세계관을 가진 의사의 귀로 환자가 살아온 이야기를 들어보면 지금까지 살아오신 삶은 물론 남은 삶이 얼마나 의미가 있는지 알 수 있다. 최소한 그 환자가 힘들어했던 오늘 이야기는 앞으로 보게 될 다른 환자를 더 잘 도와줄 수 있도록 할 것이다. 만일 영적인 의미를 모른다면 눈에 보이지 않는 우울과 불안도 쉽게 무시될 수 있고, 환자는 실제로 이에 따른 신체적인 고통을 겪는다.

어떤 인생의 가치를 양적인 길이와 삶의 질의 곱으로 표현해보면,

$$삶의\ 가치 = 삶의\ 길이 \times 삶의\ 질$$

만일, 식물 인간 상태로 10년간 살고 있는 환자의 삶의 질은 0이라고 가정하면

$$삶의\ 가치 = 10년 \times 0 = 0$$

즉, 아무리 오래 살아도 삶의 가치는 0이다.

그에 반해 영적인 삶의 질은 무한대이다. 그렇다면 단 하루만 살더라도

$$삶의 가치 = 1일 \times \infty = \infty$$

즉, 삶의 가치는 무한대이다.

조문도석사가의 朝聞道夕死可矣라 했다. 위의 계산 결과를 보면 공자가 왜 아침에 도를 들으면 저녁에 죽어도 좋다고 했는지 알 것 같다.

주치의는 영적으로 확장된 프레임에서 환자를 볼 수 있기 때문에, 요람에서 무덤까지 환자와 동행하여 고통과 좌절의 순간에 의미 있는 시간을 함께 경험하는 친구이다. 갑자기 악화된 암환자가 주치의 덕분에 일시적으로나마 회복이 되었을 때 남은 시간을 가족과 화해하고 사랑하며 사는 반전의 이야기는 계속될 것이다.

6) 새로운 이야기

지금까지는 얽힌 이야기를 이해하는 것만 다루었다. 그런데 주치의 제도가 진짜로 시행된다면 꼬인 것은 대부분 저절로 풀어질 터라 주치의가 특별히 할special 일은 없어지는 것일까?

그렇다.

특별한 일 대신 늘 해야 하는general 일을 할 수 있다.

아픈 환자를 치료하는 일은 의사의 기본적인 업무이다. 그러나 지금까지 시간과 자원이 낭비되는 바람에, 아니 그 핑계로 못해 왔던 것이 있는데, 주치의가 늘 해야 하는 일은 환자가 더 건강하게 하는 것, 즉 건강증진이다. 그런데 해마다 수백만 원짜리 건강검진을 받으며, 암이나 심혈관질환을 조기에 찾아내어 수억을 들여 질병을 완치시키면 건강이 증진되는 걸까?

WHO가 정의하는 완전한 안녕 상태로서의 건강은 달성하기 불가능한 목표이다. 그렇지만 적어도 건강을 위해 무엇을 어떻게 해야 하는지에 대한 방향을 암시하고 있다. 우리는 이미 한 가지 영역, 특히 신체적 건강 영역에서 한계효용체감의 법칙 때문에 완전함에 가까이 다가갈수록 들어가는 비용과 시간은 가히 천문학적 수준에 이를 수 있음을 알고 있다. 그러므로 신체적 영역뿐만 아니라 서로 영향을 주는 정신적, 사회적, 영적 영역 등 모든 영역에 골고루 힘써야 한다. 신체적 건강은 그 자체가 목적이라기보다 정신적 평온함, 사회적 친밀감, 영적 의미를 달성하기 위한 도구가 될 수 있고, 다른 영역에서의 안녕은 다시 신체적 건강을 증진시킬 수 있다.

예를 들어 건강검진에서 현재의 모든 검사가 정상 소견을 보인 수검자라 할지라도 음주와 흡연, 폭식과 비만, 스트레스, 운동부족,

과로 등 건강의 위험요인이 있다면 향후 암이나 심혈관질환의 위험이 되므로 생활습관을 바꿀 수 있도록 동기를 부여해야 하는 일이 주치의가 늘 하는 일이 될 것이다. 과도한 업무와 해소되지 않는 스트레스는 가족이 싫어하는 음주와 흡연을 부추길 것이고, 다음날 너무 힘들어서 운동부족으로 이어지기 십상이다. 그러다 보면 외로울 때 위로를 줄 수 있는 가족은 옆에 남아 있지 않게 되고 이는 스트레스를 가중시키는 악순환을 만들어낸다.

이런 악순환의 고리를 끊기 위해 주치의는 건강행동변화 모델과 환자교육 이론에 능숙해야 하며 금연의 약물 사용과 금연 기술, 스트레스를 해소할 수 있는 이완 반응 훈련, 단주 친목회 등 지역사회 자원을 이용하는 방법, 동기를 유발하는 면담 기술 등을 잘 알고 있어야 할 뿐만 아니라 최신 연구논문과 임상진료지침을 공부하여 새롭게 부각되는 건강 위험요인을 잘 알고 환자에 적용해야 한다. 그러기 위해 시간을 내어 학술대회나 세미나를 통해 동료 의사들과 교류해야 하는 것도 주치의의 업무에 속한다.

현재 우리나라 보건의료제도에서 주치의가 보상도 없이 꼬인 문제를 해결하느라 바쁘다 보니 정작 더 잘할 수 있고 늘 해야 하지만, 안한다고 누가 뭐라고 하지 않는 건강증진 활동을 하기가 어려웠다. 그러나 주치의가 제도화되면 이야기가 달라진다.

주치의는 환자의 가족 발달단계를 이해하고 다음 단계로 넘어갈 때 가족에게 부과되는 스트레스를 해소하고 반드시 달성해야 하는 과업을 성취할 수 있도록 도움을 줄 수 있다. 주치의는 만성질환의 합병증을 예방하기 위한 약물 처방뿐만 아니라, 팬데믹 감염을 포함해 반드시 필요한 예방접종을 스케줄에 맞추어 수행할 수 있다. 주치의는 장기 여행에 나선 가족들에게 해외의 풍토병에 대한 여행 전 상담이나 응급 상황에서 원격 상담^{필요시 전화나 문자로 소통}을 해줄 수 있다. 그리고 재택의료까지 제도화되면 당연히 방문 진료도 할 수 있다. 질병 치료에 집착하여 자꾸만 부담이 늘어가고 있는 의료비는 건강한 수명을 늘리는 데 효율적으로 사용될 것이고, 지금까지써 내려왔던 질병 이야기는 건강하게 장수하는 이야기로 바꾸게 될 것이다.

chapter 7

할머니의 옛날 이야기

이 책의 시작이 되었던 할머니 이야기로 돌아가보자. 당시 75세이었던 할머니 한 분이 아들과 며느리, 그리고 따님과 함께 우리 병원 가정의학과 외래를 방문하셨다. 할머니는 지방의 한 도시에 사셨는데, 어지럼증 때문에 신경과에서 뇌자기공명영상검사를 시행하였으나 이상이 없다고 하였고, 안면홍조 때문에 부인과에서 여성호르몬을 복용해보기도 했으나 효과가 없었다고 하였다. 원인을 잘 몰라 건강센터에서 종합 건강검진도 받았으나 이상이 없었기 때문에 신경성일 수도 있다는 말을 듣고 정신건강의학과를 찾아가 항우울제와 항불안제를 복용하기도 했다. 그러나 약을 먹으면 오히려 더 어지러워 중단하고 이후 여러 병원에 전전하기를 7개월째이나 아직까지 해결이 안 되어 걱정스러운 마음으로 찾아오신 것이다. 환자의 활력 징후는 정상이었고 상기 증상이 지속되는 것 말고는 다른 스트레스나 걱정거리는 없었다. 가족들은 어머니의 증상을 해결하기 위해 무엇이든 하겠다는 마음이지만, 어떻게 해야할지 몰라 처음부터 다시 시작하겠다는 생각으로 어머니를 모시고 왔다. 그리고 지방에 거주하시므로 입원을 해서라도 빠르게 여러 관련 전문과 진료를 받을 수 있기를 바란다고 하였다.

자 이제부터 무슨 검사를 해보시겠는가? 어지럼증에 대해 이비인후과나 순환기내과에 의뢰할 수도 있고, 다시 신경과에 의뢰하여 뇌자기영상검사MRI 등의 검사를 반복할 수도 있다. 종합 건강검진에 이상이 없었음에도 입원하면 기본적인 혈액검사는 당연히 반복하게 될 것이다.

의과대학생 때 사례 문제가 시험에 나오면, 항상 문제 안에 단서가 있었다. 그런데 실제 진료 현장에서는 단서가 먼저 주어지지 않는다. 가족들이 무언가 숨기고 있는 것일까? 아니면 할머니가 기억 못하는 어떤 사건이 있었을까?

그래서 아무리 자세하고 오래 해도 추가적인 비용과 건강보험의 보상이 발생하지 않는(?) 지루한(?) 병력 청취를 먼저 진행하였는데, 고혈압 외에 별다른 과거력이 없었다. 고혈압은 노인의 50% 이상이 가지고 있는 문제라 특별할 것이 없었다. 혈압은 잘 조절되고 있었지만 대부분의 환자가 그렇듯 약 이름을 기억 못하고 있었다. 이야기의 도입부는 너무나 평범하여 앞으로도 재미없는 이야기가 예상된다. 무언가 반전이라도 없다면 이야기를 읽는 사람은 이쯤에서 책을 덮던지 빨리 다음 장으로 넘어가 검사 진행이 어떻게 되었는지 궁금할 것이다. 여기까지의 이야기를 듣고 흥미진진해 한다면 오히려 이상할 지경이다.

그런데 이야기 만들기에 익숙한 의사라면 고혈압이 얼마나 오래 되었는지 물어본다. 아니, 고혈압은 과거에 묻어두는 것이 아니었던가? 고혈압이 5년인지 10년인지 그게 뭐 중요한 일인가? 그런데 만일 이 할머니에게 주치의가 있고, 그 주치의가 할머니의 이야기를 기억하고 있다면 새삼 다시 물어보지 않아도 당연히 고혈압이 언제부터 진단되어 약을 먹게 되었는지 알고 있을 것이다. 그렇기 때문에 이 환자를 처음 진료하는 의사는 내가 주치의라면 알고 있어야 할 기본적인 질문을 그냥 지나칠 수 없는 것이다.

반전이 일어난다. 고혈압으로 처음 진단받은 것이 7개월쯤 되었다고 한다. 젊어서 관심이 없어 고혈압을 몰랐던 것이 아니라 해마다 건강보험 검진을 받았어도 혈압이 높은 적이 없었다고 한다. 그렇다면 7개월 전에 무슨 일이 있었을까? 환자는 그제서야 백내장 수술을 받은 적이 있는데, 지금은 잘 보이기도 하고, 어지러운 것과 관련 없는 것 같아 말을 미처 못했다고 하였다. 백내장 수술 전에 혈압이 좀 높다고 약 먹고 조절하며 수술을 해야 한다고 들었고 그 때부터 지금까지 고혈압 약을 먹고 있는 것이었다.

그리하여 전공의 선생님의 도움을 받아 약 70분 동안 그동안 다니시던 약국에도 수소문하고 나서 병력을 이야기로 정리한 것은 다음과 같다.

고혈압이 없었던 환자는 7개월 전 지방 종합병원 안과에서 백내장으로 수술을 앞두고 심하게 긴장한 탓인지 혈압이 좀 높았었는데, 순환기내과의 자문에 따라 항고혈압제 중 하나인 칼슘차단제를 복용하면서 수술이 진행되었다. 백내장 수술은 깔끔하게 잘 되어 보이는 것은 지장이 없었으나, 우리나라 대부분의 환자들처럼 '고혈압 약을 한 번 먹으면 평생 먹어야 한다'는 속설에 따라 순환기내과에 정기적으로 다니면서 한 번도 빠지지 않고 열심히 약을 먹고 있는 중이었다. 어지럼증에 대하여 순환기내과 선생님께는 한 번도 말한 적이 없고, 어지럼증을 잘 볼 것이라고 생각하여 찾아간 신경과에서 뇌자기영상검사MRI 및 자기공명혈관영상 검사MRA를 받았으나 영상에는 어지럼증을 유발할 만한 소견이 없다고 들었다. 종합 건강검진에는 이상이 없었고, 안면홍조는 폐경기 증후군 때문이 아닐까 하여 산부인과로부터 여성호르몬제를 처방 받아 복용했으나 호전되지 않았다. 가족들이 정신건강의학과에도 모시고 가서 항우울제와 항불안제를 처방 받는데, 약을 먹으면 더 어지러웠다. 가족들은 화목하며 경제적으로도 넉넉하지만, 얼굴이 화끈거리고 어지러운 증상이 지속됨에도 불구하고 큰 이상 소견을 발견할 수 없으므로 큰 질병을 놓친 것이 아닌지 걱정하고 있었다.

얼굴이 화끈거림은 칼슘차단제의 부작용 중 하나이고, 혈압이 높았던 것은 평소 집에서 혈압을 잴 때 정상인데 하얀 가운을 입은 의사 앞에서는 혈압이 올라가는 '백의 고혈압' 때문이었을 가능성이 있으므로 약을 중단하면 호전될 수 있을 것이라고 설명하였으나, 약을 끊으면 건강에 안 좋은 일이 생길까 두려워 입원해서 정밀검사와 전문 진료를 받기를 원하였다.

환자는 입원하여 항고혈압제를 끊은 다음 날부터 증상이 사라졌다.

이야기에 등장하는 안과, 순환기내과, 신경과, 산부인과, 정신건강의학과 의사들은 각자의 전문적 소견에 따라 최선을 다하였고, 아무도 잘못한 사람은 없다. 그들은 단지 할머니의 주치의가 아니었기 때문에 전체적인 정보를 알 수가 없었을 뿐이다. 대부분의 의사는 각자가 자기 전문과목에 따라 경험한 환자의 패턴을 따라 진단하는 경향이 있고 그 분야에서는 둘째가라면 서러울 정도의 전문가이다. 그러나 이들의 역할은 특정 나무들이 병들었는지 구별하는 것이지 전체 숲이 병들어 있는지 판단하는 역할은 아니다.

만일 주치의가 항고혈압제로 칼슘차단제를 처방하였고, 할머니가 그 주치의에게 안면홍조와 어지럼증을 호소했었다면, 백의 고혈압과 칼슘차단제의 부작용을 안 배웠을 리 없는 대한민국 의사는 누구나 바로 7초 내로 자기가 처방한 약의 부작용 때문에 생긴 증상의 한 가지 패턴임을 알아차렸을 것이다. 그렇다고 모든 수단을 동원하여 불편한 증상에서 벗어나고 싶은 가족과 할머니의 건강 행동을 탓할 수 있을까? 아니면 이 모든 자유를 보장하는 우리나라의 건강보험체계가 잘못된 것일까?

가끔 이정표 없는 여행이 멋있게 느껴지는 적도 있지만 대부분은 방황에 불과하다. 더구나 치료 종착지도 모르고, 안내자도 없는 아픈 환자는 여행의 자유는커녕 절대 즐겁지 않은 고난의 행군이다. 주치의라면 해결에 단지 7초면 충분한 것을 7개월이나 걸렸다. 그리고 초진 외래에서는 전공의 선생님들의 도움에도 불구하고 70분이나 걸렸다.

75세 할머니 환자와 같은 상황은 종합병원 가정의학과 외래에서 흔히 보는 풍경이다. 그래서 이런 패턴을 수련한 가정의학과 의사는 주치의로서 능력을 발휘할 수 있는 것이다.

성경의 인물이나 그리스 로마 신화에 나오는 신들의 이야기를 기억하고, 인구에 회자되는 것은 그들도 욕망이 있고, 실수하는 것이 마치 현대를 살아가는 우리와 별반 다르지 않다고 생각되는 심리적 원형이기 때문이다. 피터팬이나 신데렐라, 로빈슨 크루소 이야기가 처음 나온 지도 수 세기가 지났지만 우리의 꿈과 모험심이 반응하기 때문에 여전히 아이들에게 사랑받고 있다. 듣는 순간 감동을 주는 이야기도 있다. 음악이나 그림도 그런 것들이 있다. 너무나 신선하지만 공감되는(언젠가 한 번은 들어 보았을 것 같은 익숙함이 있는) 이야기와 예술 작품들이 우리 마음에 쏙 드는 법이다.

　이건 마치 변상증 때문에 무의미한 패턴으로부터 익숙한 형상을 연상하게 되는 것처럼 처음 듣는 이야기에서도 의미 있는 익숙한 패턴을 발견할 수 있다. 그렇게 연상된 의미 있는 이야기 패턴은 어쩌면 생존에 필요한 지능에서 나왔을지도 모른다. 주치의가 이런 지능이 있으면, 환자의 애매한 문제를 이야기로 정리하여 한눈에 해결할 수 있다.

chapter 8

우리가 사는 이야기

불안과 피곤함 때문에 가정의학과를 방문한 50대의 중년 남성 환자 이야기를 해보자. 최근 환자의 가족 중 80세 어머니, 19세 딸, 85세 아버지가 하루 이틀 간격으로 거의 같은 시기에 연속적으로 입원하게 되었는데 엎친 데 덮친 격으로 피곤한 것이 문제이다. 피곤은 간 때문이라는 상업적 광고처럼, 간기능 검사를 포함한 기본적인 혈액검사를 해야만 할까?

이 환자 가족들이 교통사고나 재난사고 등을 당한 것은 아니었고, 전염병도 아니었다. 진단명을 알아보니 어머니는 치주농양, 딸은 우측 슬개골의 습관성 탈구, 아버지는 뇌졸중이었다. 장남인 환자는 다음 차례로 행여 가족 중 누가 사고라도 당하는 일이 생기는 것은 아닌지 불안해하고 있었고 부인 역시 간병에 잠도 모자라 점심 후 졸린 것을 호소하였다. 가족들이 줄줄이 입원한 사건은 운이 지독히 나쁘기 때문이었을까? 아니면 단지 우연하게 일어난 것일까? 사건을 풀어보면 다음과 같다.

환자의 어머니는 보름 전 충치 때문에 치근관(이뿌리끝) 치료를 받았는데, 동시에 습진 때문에 복용한 스테로이드로 인해 면역이 저하되어 치주농양이 발생하였고, 이 때문에 음식도 잘 못 드시고 패혈증이 되어 입원하게 되었다. 환자는 다음 날 다른 병원에서 우측 슬개골의 수술이 예정된 딸의 간병을 맡아야 해서 어머니를 돌볼 수 없었기 때문에 대신 평소에 테니스를 칠 정도로 노익장을 과시하시던 환자의 아버지가 어머니의 간병을 맡게 되었는데, 심방세동이 있던 아버지는 집에 두고 오신 와파린을 3일간 못 드시면서 뇌졸중이 발생하였다. 그로 인해 세 가족의 입원으로 인한 경제적 문제, 간병에 따른 수면 부족, 그리고 연속적으로 일어나는 가족의 건강에 대한 걱정 등이 피로와 불안의 원인이었다.

이 가족이 동네의 한 의사에게 지속적으로 진료를 받아왔다면 환자의 불안과 피로의 원인을 파악하는 데 5분도 채 안 걸릴 것이다. 하지만 이 환자를 처음 보는 의사라면 아무리 많은 검사를 하더라도 알아낼 수 없을 것이다.

앞선 7장의 75세 할머니의 사례는 지속적 진료의 필요성을 보여주는 데 반해, 여기 50대 중년 남성 사례는 포괄적 진료의 중요성을 말해준다. 이렇게 꼬리에 꼬리를 무는 이야기로 풀어 놓으면 어떤 의사라도 쉽게 이해할 수 있는 병력인데 실제로 환자가 이야기하는 상황은 순서대로 정리되지 않고 복잡해 보인다. 주치의는 이미 파악하고 있을 병력인데, 의사가 바뀔 때마다 새로 병력을 청취한다는 것은 시간 낭비이기도 하고, 이렇게 하고 있을 종합병원 의사는 가정의학과 의사가 아니라면 거의 없을 것이다.

역사 연구에서의 공시적 synchronic, 통시적 diachronic 관점에 비유하면 포괄적인 진료와 지속적인 진료가 각각에 꽤 들어맞는 것 같다. 한 환자의 역사병력를 잘 파악하고 있는 주치의는 최소한 공시적, 통시적 관점을 포함하여 다양한 시각과 방법론으로 환자를 볼 수 있고, 그렇게 해서 문제를 해결하는 것은 그 환자를 오랫동안 포괄적이고 지속적인 진료를 해온 의사만 가능한 능력이다.

chapter 9

주치의 결핍증

바쁜 현대 생활에서 감기가 걸릴 때, 두드러기가 날 때, 배가 아플 때 편리한 대로 각기 다른 의사를 찾아가는 것이 당연하게 생각될 것이다. 문제가 심각하지 않으니, 한 사람의 몸을 치료하는 의사가 여럿인 데다 각 분야의 전문의가 진료했으니 더 좋은 것이 아닐까 생각할 수 있다. 그러나 우리 건강보험제도가 허용한다고 해서 자유롭게 그냥 두었더니, 이상한 증상을 가진 환자들이 발생하고 있다. 감기에 걸려 약을 먹으면 두드러기가 날 수도 있고 배가 아플 수도 있다. 실은 문제가 하나인데, 여러 의사가 참여함으로써 오히려 더 복잡하게 되는 경우가 있는 것이다. 한 사람의 얼굴을 그릴 때 눈, 코, 입의 각각을 가장 잘 그리는 사람이 있다고 해서 여러 화

125

가들이 나누어 그린다면 나중에 그려진 얼굴은 어딘가 표정이 어색하게 될 것이다. 그러므로 혹 그렇게 그린다고 해도, 누군가는 전체 얼굴이 이상하지 않도록 감독하는 사람이 필요할 것이다.

주치의 결핍증은 아직 세상에 없는 진단명이다. 그 어떤 전문의도 설명할 수 없는 애매한 증상을 가지고 가정의학과를 찾아오는 환자들에게 진단과 치료라는 공식에 익숙한 의사로서 장난스럽게 시작한 이름이다.

그런데 의외로 이 범주에 들어가는 환자들이 매우 많다는 것을 알게 되었다. 그뿐만 아니라 오랜 시간을 들여 환자의 이야기에 집중하고, 과거와 현재의 자료를 충실히 모아 보면 의외로 쉽게 문제가 해결될 수 있는 환자 또한 매우 많다는 것도 알게 되었다.

우리가 만든 진단명이라서 주치의 결핍증에 대한 정의가 있을 리 없지만 그래도 주치의 결핍증이라는 진단을 붙여 생각해보지 않으면 언제까지나 의사 장보기를 계속할 환자가 있기에 이들을 돕기 위해 다음과 같이 주치의 결핍증 의심 기준을 제시해보고자 한다.

주치의 결핍증이란?

1개 이상의 증상이나 질병으로 자문이나 의뢰의 절차 없이 2명 이상의 의사에게 진료와 치료가 이루어지게 되면서 필요 없는 검사가 중복되고, 증상의 호전은 없으면서, 오히려 예기치 못한 부작용이 생긴다면 주치의 결핍증이라고 할 수 있다.

해결되지 않는 건강 문제로 2명 이상의 의사에게 진료 및 검사를 받았으나 특별한 이상이 발견되지 않았음에도 불구하고 그 문제가 지속되면 주치의 결핍증을 의심해야 한다.

주치의 결핍증의 치료는?

의사는 약이다. 주치의 결핍증의 치료는 당연히 환자의 건강 문제에 일차적 책임감을 가진, 전체를 볼 수 있는 주치의이다.

주치의 결핍증은 한 개인 환자의 건강 문제만을 일으키는 것이 아니고 과잉 또는 과소 진료를 유발하여 보건의료 자원을 좀먹는 나라의 병이다. 그러므로 그 치료는 당연히 주치의 제도를 시행하는 것이 가장 효과적인 방법이다. 그러나 강제된 제도만으로써 문제가 해결될 수 없다. 뛰어난 한 의사의 능력만으로도 불가능하다. 친절하고 실력이 뛰어난 명의라도 소문을 듣고 찾아온 많은 환자들을 바쁘게 진료하다 보면 환자의 시시콜콜한 사정을 전부 들어줄 수 없는 불친절하고 실수하는 의사가 되버리는 역설적 현상이 나타난다. '명의의 역설'이다. 소문난 잔치에 가보니 차린 것보다 많은 사람이 와 먹을 게 남아 있지 않듯이 시간을 들여 찬찬히 환자를 볼 수 없다면 자칫 오진을 할 수 있다. 그래서 주치의 제도를 시행하려면 한두 명의 명의가 아니고 신뢰받을 수 있는 일차의료 의사의 집단이 필요하다. 지역사회에서 주민들의 신뢰를 얻기 위해서는 단 한번 중병을 치료한 경험보다도 오랜 기간의 환자-의사 관계가 중요하다. 어떤 의사라도 치료할 수 있을 별것 아닌 감기가 걸릴 때, 두드러기가 날 때, 배가 아플 때마다 같은 의사에게 진료 받고, 그때마다 잘 해결되었던 누적된 경험이 중요하다. 그렇게 해서 환자의 전체 이야기를 알고 있고, 신뢰를 얻은 의사는 이미 주치의로서 기능하고 있는 셈이다. 단지, 우리의 건강보험제도가 이런 신뢰를 바탕으로 한 환자-의사 관계를 더욱 튼튼히 만들기 위해, 혈액이나 영상 검사보다도 환자의 이야기를 잘 들을 수 있는 시간에 대한 보상과 지속적, 포괄적 진료를 보장하는 관리시스템을 지원하기 바란다.

주치의 결핍증
사례 풀어보기

chapter 1

지속적으로 피곤하고 살이 빠지는 59세 여성

1
— 첫 대면

59세 여성이 지속적으로 피곤하고 살이 자꾸 빠지는 증상으로 가정의학과 외래에 왔다. 환자는 3개월 전부터 목이 마르고 체중감소 및 피곤한 증상이 지속되어 동네 의원에서 당뇨병을 진단받아 약을 복용 중이다. 환자는 그동안 당뇨병 때문에 피곤했던 것이니 당뇨병이 조절되면 증상이 좋아질 것으로 기대했는데 여전히 피곤해서 병원에 찾아왔다.

2 ─ 기초 면담

체중은 4개월 동안 58kg에서 53kg로 5kg 감소하였으며 메스꺼움도 함께 있었다. 환자의 피곤함은 기운이 없는 편에 가까웠다. 환자는 한 달에 한두 번 가끔 잠이 안 올 때 수면제를 복용한 적은 있으나 평소에 불면증은 없다고 하였다. 또한 약 10년 전부터 고혈압 약을 복용 중이며, 당뇨병 약은 최근에 복용하기 시작했다.

> 이 환자는 왜 피곤했던 걸까?
> 당신에게 이런 증상이 있다면
> 어떤 과를 찾아갈 것인가?

3 ─ 기초 자료 수집

드시고 있는 약물을 확인해보니 고혈압 약은 3가지 종류(베타차단제, 이뇨제, 칼슘채널차단제)였고 당뇨병 약도 3가지 종류의 약(아마릴[1], 빌다글립틴, 메트포민)이 포함되어 있었다. 혈압 및 혈당 조절 여부를 확인하기 위해 시행한 혈액검사에서 공복혈당은 72mg/dL(정상치: 70~99mg/L), 당화혈색소는 5.6%(정상치: 4.0~6.0%)로 잘 조절

---

[1] 아마릴: 당뇨약 중 한 가지로 저혈당 증상을 유발할 수 있다.

되고 있었고 혈압은 정상 범위 안에 있었으나 오히려 낮은 편에 가까웠다.

4 — 첫인상 & 초기 계획

처음에는 당뇨병 때문에 피곤했을 수 있지만 이후에는 현재의 혈압과 혈당에 비해 혈압약과 당뇨약이 과한 편이어서 이것 자체로도 환자가 기운이 없고 메스꺼울 수 있어 혈압약과 당뇨약을 감량해 보기로 하였다. 특히 베타차단제는 저혈당이 있어도 증상을 억제하기 때문에 주의하는 약물이어서 끊기로 하였다.

5 — 재방문

재내원 시 환자는 약을 감량했는데도 증상이 크게 좋아지지 않았고 지속적인 피로감을 호소하였다.

6 — 심층 면담

피로감의 원인이 환자의 생활 패턴과 연관되어 있을 수 있기 때문에 환자의 직업이 무엇인지 물어보았다. 환자는 건물에서 청소를 하시는 분이었다. 청소를 하시면 여기저기 관절이 많이 아프시진 않냐고 여쭤보니 그렇다고 했다. 관절 아픈 것으로는 따로 약을 드시지 않냐고 물으니 진통소염제를 간헐적으로 복용하고 있다고 했다. 혹시 정형외과에서 관절 주사 같은 것은 맞으신 적이 없냐고 물으니 그제서야 4개월 전 정형외과에서 여러 차례 주사를 맞았는데 주사 이름은 모른다고 하였다. 환자가 다니는 정형외과에 문의한 결과, 허리의 전방전위증 때문에 5차례 주사를 맞은 적이 있었고, 스테로이드가 사용되었음을 확인하였다. 우리는 스테로이드[2] 사용으로 인한 부신 기능의 저하가 의심되어 부신 기능 검사[3]를 시행하게 되었고 부신기능저하증이 확진되었다.

사례 해석

이 사례에서 환자는 4개월 전 스테로이드 주사를 맞은 후 혈당이 갑작스럽게 높아져 체중감소, 피로감과 같은 당뇨 증상이 발생했고 이 때문에 당뇨약을 3제로 강하게 시작하게 되었을 것이다. 또한 이전

---

2 스테로이드 주사나 경구 투여를 지속할 경우 체내에서 스테로이드를 합성하는 부신의 기능이 떨어지는 이차성 부신기능저하증을 유발할 수 있다.

3 부신 기능이 떨어지는 경우 전신 쇠약감, 무력증, 오심, 구토, 식욕 저하, 저혈압 등의 증상이 나타날 수 있으며 부신 기능을 확인하기 위하여 부신피질자극호르몬과 부신에서 분비되는 호르몬인 코르티솔, 전해질 검사를 시행할 수 있다.

까지는 혈압약의 용량이 적절했지만 부신기능저하증이 오면서 혈압이 전보다 떨어지며 혈압약의 용량이 과도해진 셈이 된 케이스라고 볼 수 있다. 이 환자를 지속적으로 봐오던 주치의가 있었다면 스테로이드 주사로 인해 갑자기 혈당이 올라갈 수 있다는 것을 인지하고 이후 당뇨약을 조절했을 것이고, 또한 스테로이드 주사로 인해 부신기능저하증이 생겨 피로감이 유발될 수 있을 것이란 이야기도 환자에게 해주었을 것이다. 하지만 당뇨병, 고혈압, 관절통증, 피로감을 각각 다른 의사가 보다 보니 자신의 분야만 열심히 관리를 해주어 오히려 독이 된 케이스라고 볼 수 있다.

부신기능저하증 (Adrenal insufficiency)

부신기능저하증은 부신 피질에서 분비되는 스테로이드 호르몬의 양이 체내 요구량에 못 미쳐 나타나는 모든 경우를 지칭한다. 부신기능저하증은 부신 자체의 문제인 일차성과 외부 요인으로 인한 이차성으로 나뉘는데 이 환자의 경우 외부에서 투여한 스테로이드로 인해 발생한 이차성 부신기능저하증에 해당한다. 보통 스테로이드로 인한 부신 억제 정도는 투여 기간과 용량, 투여 일정 등과 관련이 있으며, 드물지만 국소 스테로이드 연고나 천식 치료를 위한 흡입제 사용으로도 발생할 수 있다. 부신기능저하증의 대표 증상으론 만성적인 피로, 전신 쇠약, 식욕 부진, 메스꺼움, 저혈당과 같은 것이 있다.

목 뒷덜미와 겨드랑이가 검게 착색된 23세 여성

1 — 첫 대면 & 기초 면담

살이 많이 찐 23세 여성이 감기 기운으로 가정의학과에 왔다. 3~4일 전부터 기침, 콧물 증상이 있어 다른 병원에서 약을 처방 받아 먹었는데도 증상이 호전되지 않아서 오게 되었다. 그 외 어떤 증상들이 있는지 물어보았더니 다행히 열은 없었고 최근 계속 피곤했는데 그것 때문에 감기에 걸린 것 같다고 대답했다.

2 — 기초 자료 수집

환자의 혈압과 체온을 측정해보니 143/65mmHg로 혈압은 높은 편이었고 36.6도로 열은 없었다. 진찰상 편도선은 살짝 부어 있었고 폐 청진음은 정상이었다. 그런데 전반적인 신체 진찰 중 환자의 목 뒷덜미가 검게 착색되어 있는 것이 보였다. 이전에 진단받은 질환이 있는지 물어보았더니 산부인과에서 다낭성 난소 증후군[4]이 의심된 다는 얘기를 들었다고 한다. 환자의 키와 몸무게를 확인하였더니 163cm에 90kg로 체질량지수[BMI]가 34인 고도 비만에 해당했다.

> 이 환자에게 감기 외
> 다른 문제는 무엇일까?

3 ── 첫인상 & 초기 계획

환자의 나이가 어리지만 다낭성 난소 증후군의 과거력과 비만인 점, 그리고 목덜미가 착색되는 흑색가시세포증[acanthosis nigricans][5] 소견을 미루어 보아 당뇨병이 동반되었을 가능성이 있어 환자에게

---

4 다낭성 난소 증후군: 시상하부–뇌하수체–난소의 호르몬 이상으로 난소의 남성 호르몬 분비가 증가해 배란이 잘 이루어지지 않아 월경불순, 다모증, 비만, 불임이 발생한다.

5 흑색가시세포증: 겨드랑이나 사타구니, 목과 같이 접히는 부위에 회색 혹은 갈색의 색소 침착이 생기고 피부가 두꺼워지며 주름이 생기는 것을 특징으로 한다. 비만한 사람에게서 잘 나타나며 인슐린 저항성이 연관 있는 것으로 알려져 있다.

혈당검사를 포함한 기초적인 혈액검사를 권했다.

4
— 재방문

환자의 혈액검사와 소변검사 결과, 공복혈당이 355mg/L(정상치: 70~99mg/L), 당화혈색소가 10.9%(4.0~6.0%)로 매우 높았고, 소변검사에서도 당이 많이 배출되고 있었다. 또한 혈액검사에서 남성 호르몬 수치도 상승되어 있었다. 환자의 당화혈색소가 높아 약물 치료와 함께 인슐린 치료도 함께 권했으나 환자가 약물 치료만을 강력히 원하여 생활습관 개선을 함께하며 약물 치료를 해보기로 하였다.

사례 해석

본 환자는 인후통, 기침, 콧물과 같은 일반적인 감기 증상으로 와서 감기약만 단순히 처방하고 돌려보낼 수 있었으나 문진과 신체검사를 하며 피로감과 환자의 체중, 목덜미가 검어진 것을 실마리로 당뇨병을 찾아낸 케이스이다. 이 환자에게 주치의가 있었다면 다낭성 난소 증후군을 진단받은 시점에 당뇨병 검사도 함께 진행해 당화혈색소가 이렇게 높아지기 전에 미리 발견하고 치료를 시작했을 것이다. 또한 주치의라면 그동안 계속 보아 오던 환자의 목 뒷덜미에 어느 날 갑자기 생긴 흑색가시세포증을 발견하여 빨리 당뇨병 치료도 해야 하고 체중 감소도 해야 한다고 이야기했을 것이다.

당뇨병과 다낭성 난소 증후군

다낭성 난소 증후군Polycystic ovary syndrome; PCOS은 가임기 여성의 5~10%가 가지고 있는 흔한 내분비 질환이며 오랜 기간 무배란(1년에 8회 미만 또는 35일 이상의 긴 생리 주기가 나타나거나 3개월 이상 월경이 없는 무월경 증상으로 나타남), 고안드로겐증(털이 많이 나거나 여드름으로 나타남), 인슐린 저항성, 비만 등의 특징을 가지고 있다. 특히 다낭성 난소 증후군 여성의 50~75%에서 인슐린 저항성이 관찰되며, 비만일 경우 더 증가하므로, 당뇨병 여부에 대한 확인 검사가 필요하다. 다낭성 난소 증후군 환자의 치료는 체중 정상화를 위한 운동, 식이요법 및 심혈관계 질환 및 제2형 당뇨병 예방을 위해 메트포르민, 티아졸리디네디온, 스타틴과 같은 혈당강하제, 고지혈증 치료제를 써볼 수 있다. 또한 임신을 계획하는 경우 배란 유도를 통한 불임 치료를 병행해야 한다.

옷이 노랗게 물들어 온 65세 남성

1 — 첫 대면

65세 남성이 속옷이 노랗게 물이 든다며 가정의학과에 왔다. 환자는 태어나서 처음 겪는 증상에 당황하여 다른 병원들을 전전하다가 원인을 발견하지 못해서 오게 되었다.

2 — 기초 면담

환자는 증상이 7~8개월 전부터 지속되었다. 환자에게 앓고 있는 지병이 있는지 물어보았더니 B형 간염 보균자로 정기적으로 소화기내과를 다니며 검사를 받고 항바이러스제를 복용하고 있다고 하였다. 환자는 본인이 가지고 있는 B형 간염 바이러스 때문에 증상이 생긴 게 아닌가 걱정하고 있었다.

── 기초 자료 수집

겉옷을 벗고 보니 환자의 하얀 런닝 셔츠가 정말 노랗게 물들어 있었다. 환자 눈의 흰자 부분을 확인했으나 황달은 보이지 않았고 가지고 온 의무기록을 확인하였더니 복부전산화단층촬영^{복부CT}, 복부 초음파, 혈액검사에서도 특별한 이상 소견은 없었다고 하였다. 복용 중인 B형 간염 항바이러스 제제의 부작용 목록과 사례 보고 중 노란색 땀에 대한 내용은 없었다. 그러던 중 같이 진료실에 들어온 아내가 본인도 사실 비슷한 증상이 있다고 하였다. 부부가 같은 증상으로 왔다는 점에서 증상의 원인이 가족적인 요인에 있을 가능성이 커 보였다. 환자들에게 최근 당근이나 귤과 같이 색이 강한 음식을 많이 섭취하지 않았는지 확인했으나 특별히 그러진 않았다고 하였다. 부부는 평소 건강에 관심이 많은 편이었고, 특히나 남편이 B형 간염 보균자이다 보니 건강을 생각해서 여러 가지 영양제를 먹고 있다고 하였다. 부부가 복용하는 영양제로는 종합비타민, 다이어트 보조제, 마카, 한약이었다.

> 이 환자는 정말 간의 질환 때문에
> 속옷이 노랗게 물이 든 것일까?

4
— 첫인상 & 초기 계획

부부가 함께 증상이 발생하였기 때문에 환경적인 원인이 의심되어 복용하고 있는 영양제들 중 증상을 유발할 만한 것이 있는지 찾아보기로 하였다. 종합비타민, 다이어트 보조제, 마카 등에 대한 문헌검색에서 노란색 땀을 설명할 만한 부분은 없었다. 환자에게 혹시 한약 성분에 어떤 것이 들어가는지 아시냐고 물어봤더니 '치자'라는 성분이 들어갔다고 하였다. 치자의 학명은 *cape jasmine*으로서 쌀과 함께 섞어 밥을 하거나 한약제로 많이 사용되고 있으며 카로티노이드[6]의 일종인 crocetin이 함유되어 있는 한약제이다. 한약에 포함된 치자 성분이 노란 땀의 원인으로 생각되어 한약제를 당분간 금할 것을 권고하고 3주 뒤 증상의 변화를 확인하기로 하였다.

---

6 카로티노이드: 노랑, 오렌지, 분홍의 식물 색소로 광합성을 돕고 자외선의 유해 작용을 막는 역할을 한다.

남자 환자는 한약을 끊고 노란색 땀이 멈추었다고 하였으나 아내는 간간이 한약을 복용하고 있어 노란색 땀이 완전히 멈추지는 않았고 약간 남아 있다고 하였다. 이 부부에 대한 진단은 색한증 Chromhidrosis 으로 내려졌다.

사례 해석

본 환자는 케이스는 가족이 동일한 시기, 동일한 증상을 가졌다는 점에서 착안해 유발 요인을 문진으로 찾아낸 케이스이다. 환자가 평소 앓고 있던 B형 간염 때문에 건강 행동으로 건강기능식품을 과도하게 복용한 것이 증상을 발생시킨 원인이었다. 이 가족에게 주치의가 있었다면, 환자의 병력과 기존에 복용하고 있던 건강보조제를 알고 있었을 것이고 새로 추가된 보조제가 어떤 것인지 빨리 파악할수 있어 원인을 어렵지 않게 파악할 수 있었을 것이다.

색한증 (Chromhidrosis)

색한증은 지방샘으로서의 색한증과, 땀샘으로서의 색한증 두 가지로 나뉜다. 지방샘에서의 색한증은 불포화 지방산이 산화되면서 발생하는 lipofuscin이라는 물질이 분비되었다가 다시 피부로 재흡수되는 과정을 거치게 되며 이때는 피부의 색이 노랗게 변하는 특징이 있다. 간, 신장 등이 좋지 않은 간경변, 혈액투석을 받는 환자에서 나타나는 것으로 의학논문에 보고되었지만, 특별한 원인이 밝혀진 바는 없었다.

땀샘에서의 색한증은 여러 원인을 지니고 있다. 주로 섭취하는 영양소에 의해서 발생하는 경우가 많으며, 원인 물질로는 베타카로틴, 항생제, 구리, 은 등이 있으며, 고빌리루빈혈증, 요소 등도 원인이 될 수 있다. 보통 일정 체내 농도를 넘어선 영양소들이 땀샘으로 분비되는 것 으로 알려져 있으며, 이 중 베타카로틴의 경우 여러 카로틴 종류들, 알파카로틴, 감마카로틴, 라이코펜, 루테인, 지아잔틴 등에 의해서도 발생하는 것으로 알려져 있다.

지방샘의 색한증의 경우 효과적인 치료는 없는 것으로 보고되었으나 캡사이신 크림을 통한 치료가 효과적이었다는 보고가 있으며, 땀샘의 색한증의 경우 캡사이신 크림, 보톡스 주사 등으로 땀의 분비 자체를 줄여 치료한다는 연구가 있다. 물론, 위의 두 가지 치료 역시 원인으로 의심되는 물질을 먼저 피해 보도록 한 후 효과가 없을 경우 시행하는 치료이다.

chapter 4

감기가 낫지 않는 59세 여성

1
—— 첫 대면

59세 여성이 감기가 낫지 않아 가정의학과에 왔다. 기침, 가래, 콧물 증상과 같은 일반적인 감기 증상도 있었지만, 목안이 계속 붓고 막히는 증상이 가장 불편하다고 하였다. 이런 증상 때문에 동네 내과에 찾아가 약을 몇 주간 먹었는데 열 증상은 좋아졌지만 다른 증상들은 지속되고 오히려 시간이 지날수록 목소리도 쉬고 숨쉬기 어려워지자 불안해서 왔다.

2 — 기초 면담

환자의 증상은 1개월 전 열, 기침, 가래, 콧물과 같은 일반적인 감기 증상으로 시작되었으나 약을 먹어도 좋아지지 않아 병원을 바꿔 약을 다시 처방 받았는데도 오히려 목안이 붓는 느낌이 더 심해져 숨쉬기 어려울 정도였다. 환자는 이전에 천식이나 다른 폐질환을 진단받은 적이 없었으며, 이번에 증상이 생기기 전 특별히 다른 약을 복용하고 있지도 않았다. 또한 환자는 담배는 피우지 않는다 하였으며 가족 중에 흡연자도 없었다.

> 당신의 감기가 낫지 않는다면
> 어느 과를 방문하겠는가?

3 — 기초 자료 수집

환자의 폐를 청진해보니 양쪽 폐에서 숨을 내뱉을 때 기관지 천식 환자에서 특징적으로 들리는 쌕쌕거림 wheezing 이 들렸다.

4
─ 첫인상 & 초기 계획

환자는 천식을 진단받은 적이 없다고 했지만 환자의 폐에서 지속적으로 쌕쌕거림이 들렸기 때문에 기관지 천식을 의심하여 폐기능 검사와 흉부 엑스레이 검사를 시행하기로 하였고 증상 조절을 위해 약을 함께 처방하였다.

5
─ 재방문

하루치 약을 복용하였으나 증상은 호전이 없었다. 전날 시행한 폐기능 검사와 흉부 엑스레이에서도 특별한 이상 소견은 보이지 않는다고 하니 이상이 없는데 왜 이렇게 숨이 차고 힘든 거냐며 한탄하였다.

6
─ 심층 면담

환자의 증상과 검사 결과가 일치하지 않아 원인을 찾기 위해 증상이 발생하기 전 특별한 환경에 노출이 되거나 직업상 분진이나 미세먼지에 많이 노출되지는 않는지 물어보았다. 환자는 가정주부이며 최근 힘든 일을 겪긴 했지만 유해 환경에 노출된 것은 아니라고 하였다. 스트레스 상황이 증상 악화를 유발했을 가능성이 있어 어떤

힘든 일이 있었는지 여쭤보니 처음에는 머뭇거리다가 두 달 전 남편
이 급성 폐렴을 앓다가 사망했다는 사실을 털어놓았다. 심리적으로
매우 힘들고 우울했다고 하면서 갑자기 눈물을 흘렸다. 심리적인
스트레스가 현재 환자의 증상을 직접적으로 유발했다고는 할 수 없
지만 악영향을 끼칠 수 있다고 판단하여 신경안정제를 써 보기로
했다. 이날 환자는 마음속 응어리를 조금이나마 풀어냈는지 한결
얼굴이 편해 보였다. 환자에게 심리적 스트레스와 증상과의 관련성
에 대해 설명하였고 5일 후 다시 보기로 하였다.

7
— 재방문

세 번째 방문 시 환자 표정이 확연히 달라 보였다. 가래와 기침
도 많이 호전되었고 쉰 목소리도 80% 정도 돌아왔다고 한다. 조심
스럽게 마음속 힘든 것은 어떤지 물어보았고 환자는 눈물을 쏟으며
생전 남편에 대한 이야기를 하면서 심한 후회와 아쉬움을 토로하였
다. 조금 안정이 되자 표정이 많이 밝아졌고, 처방 받은 약을 먹으면
서 마음도 편안해지고 잠도 잘 잤다고 했다. 폐 청진을 해보니 놀랍
게도 첫날 들었던 쌕쌕거림이 사라져 있었다.

사례 해석

환자의 사례는 증상으로 볼 때 처음에는 상기도 감염이 있었음이 분명했지만, 어느 정도 염증이 완화된 후에도 증상이 지속되고, 심리적 스트레스와 폐렴으로 인한 남편의 사망 사건이 묘하게 연관이 되는 것으로 생각되어 정신적 상기도 폐쇄로 진단할 수 있었다. 흔하진 않지만 실제로 해외에 정신적 상기도 폐쇄psychogenic upper airway obstruction에 대한 사례 보고를 찾을 수 있었다. 이 환자에게 남편의 사망 사실에 대해 마음을 열어 이야기하고 심리적 지지를 받을 수 있는 주치의가 있었다면 증상이 이 정도로 오래 지속되지는 않았을 것이란 추측을 해볼 수 있다.

정신적 상기도 폐쇄

폐 자체의 신체적 원인 없이 정신적 스트레스로 인하여 상기도 폐쇄의 증상을 보이는 경우를 말한다. 실제로 쌕쌕거림이 들리며 천식으로 진단되는 경우가 많다.

chapter 5

마른 기침이 지속되는
76세 여성

1
첫 대면

76세 여성이 마른 기침 증상으로 가정의학과에 왔다. 환자는 목이 간질간질하며 기침이 나고, 기침할 때 구역감 및 눈물, 콧물이 심하게 동반되어 사람들과 같이 있는 것도 망설여 질 정도로 일상생활에 지장을 받고 있었다.

2
기초 면담

기침은 두 달 전부터 시작되었으며 다른 병원에서 기침에 대한 약을 복용했지만 잠시 나아지는 듯하다가 다시 증상이 심해졌고 이후 다른 의원에서 부비동염[7] 확인을 위해 X-ray 촬영 후 염증이 의심된다 하여 약을 추가 처방 받아 먹었으나 증상이 낫기는커녕 속쓰림만 더 생겨 약을 중단했다고 한다. 이후에는 이비인후과를 방문하여 다시 부비동염 검사를 했더니 이번엔 염증이 없다는 말을 해서 답답한 마음에 대학병원 가정의학과의 문을 두드리게 되었다고 한다. 환자는 고혈압, 심방세동, 고지혈증의 병력이 있었으며 흡연은 하지 않았다.

> 기침이 지속되면 당신은 보통
> 어떤 병이 생겼다고 생각하는가?

3
기초자료 수집

환자는 고혈압 약을 10년 전부터 복용 중이었다. 만성 기침의 원인 중 많은 의사들이 알면서도 놓치는 것이 안지오텐신 전환효소 억

---

7 부비동염: 부비동은 코 주위의 얼굴 뼛속에 있는 빈 공간에 세균, 바이러스가 침투하여 염증이 발생한 질환을 의미하며 흔히 '축농증'이라고도 불린다. 얼굴 X-ray를 찍어 염증 여부를 확인할 수 있다.

제제^{Angiotensin Converting Enzyme Inhibitor; ACEi}**8**이기 때문에 혹시 최근에 항고혈압제를 바꾸진 않았는지 물어보았다. 아니나 다를까 2개월 전 넘어진 이후 손목 골절로 타병원 정형외과 입원치료를 하였으며, 입원 도중 흉통이 있어 순환기내과에서 검사를 받고 약을 바꾼 것 같다는 얘기를 했다. 순환기내과 기록을 확인해보니 카르베딜롤^{non-selective beta blocker}, 올메사르탄^{Angiotensin II receptor antagonist}을 복용하다가 2개월 전 새롭게 심방세동이 진단되어 카르베딜롤, 페린도프릴^{Angiotensin Converting Enzyme Inhibitor; ACEi}, 푸로세마이드, 디곡신으로 약을 변경하여 복용하고 있었다.

4
── 첫인상 & 초기 계획

안지오텐신 전환효소 억제제가 추가된 시점과 기침이 시작된 시점이 맞물려 약물로 인해 증상이 시작되었을 가능성이 커 보이긴 했으나 천식, 폐질환, 부비동염과 같은 다른 원인 질환도 배제하기 위해 흉부 X-ray, 부비동 X-ray, 폐기능 검사를 시행하기로 하였고 기침을 유발할 수 있는 약제인 페린도프릴을 다른 것으로 변경하고

---

8 안지오텐신 전환효소 억제제: 대표적인 고혈압 약제 중 하나이며 부작용으로 기침을 유발할 수 있다.

일주일 뒤 환자에게 다시 내원하라고 하였다.

5
── 재방문

일주일 뒤에 환자의 증상이 좋아졌을 것이란 기대감을 안고 환자를 만났다. 하지만 우리의 예상과는 달리 환자는 여전히 기침을 호소하고 있었다. 폐기능 검사와 X-ray 검사는 모두 정상이었다. 이때 어떤 추가적인 검사 또는 치료가 필요할까? 약을 바꾸고 기다리기만 해도 되는 것일까? 약 중단 후 환자마다 증상이 좋아지는 시기가 다를 수 있으므로(보통 안지오텐신 전환효소 억제제를 중단하고 1~4일 안에 기침이 좋아지지만 4주까지도 증상이 지속될 수 있음) 좀더 경과 관찰하기로 하였고 2주 후에도 호전되지 않으면 역류성 식도염을 배제하기 위해 위내시경을 하기로 하였다. 안지오텐신 전환효소 억제제인 페린도프릴을 끊은 지 3주가 지난 후 환자를 보았을 때 기침이 멎은 것을 확인할 수 있었다.

사례 해석

본 환자는 기존에 복용하던 혈압약을 바꾼 후 만성 기침이 유발되었던 사례이다. 만성 기침 진료지침을 보면 만성 기침은 흡연, 비염, 부비동염, 천식, 폐결핵 병력, 역류성 식도염과 연관이 있는 것으로 알려져 있으며 안지오텐신 전환효소 억제제 복용도 기침 과민성을 유도하여 만성 기침의 원인으로 알려져 있다. 따라서 기저 질환을 파악하는 것뿐만 아니라 흡연 여부 및 약물과 같은 유발 요인 여부를 확인하는 습관이 중요하겠다. 환자에게 들어가고 있는 약물 종류와 투약 시기를 잘 파악하고 있는 주치의가 있었다면 여러 가지 검사들을 시행하기 전에 약부터 먼저 바꾸어 보도록 권유했을 것이다.

chapter 6

오랜 피로감으로 온
51세 남성

1
─ 첫 대면

51세 남성이 3개월 전부터 지속된 피로감으로 가정의학과에 왔
다. 3개월 전 몸살 기운이 처음 있었고 그 이후부터 계속 피곤하고
체중감소도 한 달 간 3kg 정도 있었다고 한다. 환자는 증상이 한 달
이상 지속되자 타병원에 내원하여 피검사도 받아보았는데 이상이
없었다고 하며, 전반적인 검사를 위해 한 달 전 건강검진까지 받았
는데 특별한 이상 소견이 없자 답답한 마음에 대학병원 가정의학과
에 왔다고 한다.

피로감에 대해 물어보니 오전보다 오후에 더 피곤한 양상이며 조금만 일해도 졸리고 쉽게 피곤을 느꼈다. 혹시 수면 장애로 인한 피로감은 아닌가 하여 물어보니 자다가 한 번 정도 소변보려고 깨는 편이지만 잘 자는 편이며 코골이도 없었다. 피로감 외 다른 증상으로는 피곤할 때 명치 부위가 답답한 느낌이 있었고 아침 식사 후 헛구역질이 올라온다고 했다. 과거력에 대해 물어보니 진단받은 질환은 없고 현재 먹고 있는 약도 없지만 건축 관련 일을 하며 이 일 때문에 5개월 전 지방의 한 도시에서 서울로 이사를 왔다고 한다. 직업 때문인지 팔꿈치가 자주 아파 25년 전부터 정형외과에서 여러 차례 주사를 맞았다고 한다.

> 최근 다른 지역으로 이사를 한 것이
> 피로함의 원인이었을까?
> 당신은 피로감이 지속될 때
> 어느 과를 방문하고 싶은가?

3 ── 기초 자료 수집

환자가 정형외과에서 맞은 주사의 종류를 잘 기억하지 못하여 다녔던 병원에 확인해보았더니 지난 1년간 팔꿈치에 2번, 목과 어깨에 1번 스테로이드 주사를 투여한 것이 확인되었다. 이외에 환자가 따로 먹고 있는 약은 없었다.

4 ── 첫인상 & 초기 계획

스테로이드 주사를 맞은 후 부신기능저하증이 발생해 피로감을 유발했을 가능성을 염두에 두고 추가적인 검사가 필요하다고 판단되어 입원하여 추가 검사를 진행하기로 하였다.

5 ── 재방문

입원하여 부신피질호르몬 자극검사[9]를 포함하여 갑상선 호르몬 검사 등을 시행하였으나, 예상과 달리 부신기능저하증 소견 및 갑상선 호르몬 이상 소견은 보이지 않았다.

---

9 부신피질호르몬 자극검사: 부신피질기능저하증을 진단할 수 있는 가장 쉽고 좋은 선별검사.

혹시나 우울증으로 인한 피로감은 아닌지 스트레스 요인은 없는지 확인하기 위하여 가족관계와 결혼생활에 대해 물어보니 현재는 이혼 상태이며 자녀는 없었다. 결혼생활 당시 자녀를 갖기 위하여 노력했으나 실패하여 불임 검사를 비뇨기과에서 했는데 정액량이 적어 시행하지 못했다고 한다. 또한 어릴 때부터 고환이 작았다는 얘기를 들었고 '왜소 고환'으로 군 면제를 받기도 했다는 뜻밖의 이야기가 나왔다. 그 얘기를 듣고 환자의 키를 물어보니 186cm로 상당히 큰 편이었으며 상대적으로 긴 팔다리를 가지고 있는 것이 눈에 띄었다. 사춘기는 다른 친구들과 비슷한 시기인 중학생 때 왔으며 성기에는 체모가 있으나 턱이나 겨드랑이, 팔다리에는 아예 털이 없었다. 또한 운동을 아무리 해도 근육이 잘 붙지 않는 편이며 살도 잘 안 쪄서 살이 좀 쪘으면 좋겠다고 하였다. 큰 키에 긴 팔다리, 작은 고환, 체모 부족을 고려하였을 때 유전성 질환인 클라인펠터 증후군이 의심되어 성호르몬을 검사했는데, 남성 호르몬 수치는 매우 떨어져 있었고, 여성 호르몬 수치가 정상 범위보다 훨씬 높아져 있었다. 이에 클라인펠터 증후군을 의심하며 염색체 검사를 시행하기로 하였다. 또한 남성 호르몬이 많이 떨어져 있기 때문에 골다공증이 동반될 수 있어 골밀도 검사를 시행하였으며, 심한 골다공증을 발견하여 골다공증 치료를 병행하였다.

유전자 검사 결과가 나오는 시간을 기다려 2주 후 환자를 다시 만났다. 염색체 검사 결과는 47, XXY로 클라인펠터 증후군이었다. 환자에게 남성 호르몬과 함께 골다공증 치료제를 함께 처방하였고 현재까지 수년 간 가정의학과에서 진료 중이다. 환자의 피로감은 물론 골다공증도 많이 호전되었고, 체형검사에서 근육의 양도 증가하였다. 전에는 이야기를 하지 못했으나 어려서부터 수염이나 털이 별로 없는 것에 대해 콤플렉스가 있었던 것을 이야기하기도 했다. 최근에 여드름이 좀 나기는 하지만 남성 호르몬의 영향 때문이라는 설명을 듣고 오히려 문제될 것이 없다고 웃으며 이야기하였다.

사례 해석

이 환자의 경우 20대에 작은 고환으로 군 면제를 받았던 일과 정액 부족으로 결혼 후 오랜 기간 불임이었음에도 불구하고 성호르몬 검사의 필요성을 알려주는 의사가 아무도 없어서 50대가 되어서야 클라인펠터 증후군이 진단되었다. 이 환자에게 주치의가 있었다면 왜소 고환으로 군대가 면제되었을 당시 클라인펠터 증후군을 한번 의심해보고 빠른 진단과 함께 조기에 치료를 받기 시작했을지도 모른다. 그렇다면 이 환자의 결혼생활이 유지되고 있었을지도 모른다는 아쉬움이 남는다.

클라인펠터 증후군(Klinefelter syndrome)

클라인펠터 증후군은 700~900명의 출생 남아 중 한 명의 빈도로 관찰되는 생각보다 흔한 성염색체 질환이다. 보통의 남성 염색체가 46, XY인 데 반해 클라인펠터 증후군은 47, XXY 염색체를 갖고 있다. 클라인펠터 증후군의 남아들은 신생아기나 영유아기에 요도 하열, 작은 성기 혹은 잠복고환(고환이 음낭까지 완전히 내려오지 못한 선천성 기형)이 나타나며 운동 발달과 언어 발달의 지연과 같은 행동 발달에 문제가 나타날 수 있다. 조기에 치료를 받지 못할 경우 불완전한 이차 성징 혹은 이차 성징의 지연, 여성형 유방, 작은 고환 등이 특징적으로 나타날 수 있다. 클라인펠터 증후군의 성인 남성은 주로 불임, 작은 고환, 남성 호르몬인 테스토스테론의 결핍과 관련된 증상과 사회적 부적응을 겪을 수 있으나 이런 증상들이 아동기 동안 전형적이지 않는 증상들로 나타나기 때문에 진단받지 못하는 경우가 많다.

chapter 7

어지러움으로 온
54세 남성

1
— 첫 대면

54세 남성이 내원 전날부터 갑자기 발생한 오심, 구토, 어지럼
증으로 본원 응급실에 왔다. 어지럼증은 현훈^{vertigo}10 양상으로 이
에 대한 원인 감별 위하여 응급실에서 혈액검사 및 뇌 CT촬영을 했
으나 특별히 이상 소견이 관찰되지 않아 대증치료11만 한 후 증상
은 약간 호전되어 퇴원하였으며 이후 가정의학과 외래로 온 환자
였다.

---

10 현훈: 어지럼증을 가리키는 증상 중 천장이나 주위 사물이 빙빙 도는 것처럼 느끼는 증상.
　　보통 이석증, 전정신경염이나 뇌졸중으로 발생할 수 있다.
11 대증치료: 환자의 증상에 따라 대응하는 처치를 말함.

2
기초 면담

환자의 증상에 대해 구체적으로 물어보니, 최근에 갑자기 생긴 증상은 아니었고 전년도에 코로나-19 백신 2차 접종을 한 이후부터 여러 가지 불편 증상들이 생겼다. 흉통과 가슴 답답함, 목의 이물감 증상이 있어 동네 의원과 상급종합병원 순환기내과에서 심전도, 심장 초음파 검사까지 다 받았지만 이상은 없고 불안 장애이니 더이상 오지 않아도 된다는 이야기를 들었다고 한다. 하지만 최근 한 달 전부터 근육통 증상, 눈 주위 불편감, 잦은 피로감, 두근거림, 어지럼증 등 다양한 증상이 지속되어 연고지 근처 병원에 방문하여 진통제만 처방 받았다고 한다. 현재도 두통, 어지럼증과 함께 전신 근육통이 심하다고 하였다. 환자는 큰 이상은 없다고 하는데 증상이 반복되니 불안하고 병이 영영 낫지 않을까 봐 걱정된다고 하였다.

3
기초 자료 수집

면담을 진행하며 환자를 살피던 중 덥지 않은 날씨에도 불구하고 환자가 계속 땀을 흘리고 있어 체온을 측정하였으나 정상 체온이었고 혈압은 정상, 맥박은 정상보다 살짝 높은 정도였다. 환자의 손을 만져보니 손도 땀으로 축축하였다. 환자는 그동안 따로 진단받은 질환은 없으며 복용하고 있는 약도 없었다.

4 ── 첫인상 & 초기 계획

환자의 두근거림 증상과 근육통, 땀나는 증상에 갑상선기능항
진증이 의심되어 갑상선 호르몬 검사를 시행하기로 하였다.

5 ── 재방문

갑상선 호르몬 검사에서 T3, free T4는 증가, 갑상선자극호르몬
TSH은 감소한 소견[12]으로 갑상선기능항진증에 해당하는 결과였다.
이에 추가 검사로 갑상선 초음파, 갑상선 스캔 및 갑상선 자가면역
질환 관련 항체 검사를 추가로 처방하였고 환자의 맥박은 정상보다
약간 높은 편이었으며 두근거림이 지속된다고 하여 베타차단제[13]

---

12 갑상선 호르몬, 갑상선자극호르몬: 이 환자처럼 T3, T4가 증가하고 TSH는 감소한 경우 갑상
선기능항진증을 진단할 수 있다.

13 베타차단제: 심근 수축력, 심장 박동수를 감소시키는 효과가 있어 고혈압, 협심증, 만성 심
부전의 치료에 사용되며 이외에도 공황장애, 갑상선기능항진증과 같이 심장 두근거림이 심
한 경우 증상 조절을 위해 쓸 수 있다.

만을 처방 후 다음 외래를 예약하였다.

6
── 두 번째 재방문

갑상선 초음파 검사에서는 광범위한 갑상선염이 관찰되었으며 자가면역항체[14]는 모두 음성 소견 보여 아급성 갑상선염 Subacute thyroiditis 을 최종적으로 진단 후 진통소염제와 베타차단제(필요시 복용)를 함께 처방하였다. 이후 환자는 증상이 많이 호전되었다.

사례 해석

다른 사례들과 마찬가지로 이 환자도 지속되는 증상으로 여러 차례 병원을 찾았고 다양한 검사를 받았음에도 진단이 되지 않다가 손이 축축하고 땀을 흘리는 모습에서 단서를 얻은 사례이다. 이 환자에게 주치의가 있었다면 평소와 달리 땀을 흘리는 모습을 보고 어렵지 않게 갑상선 검사를 해볼 생각을 했을 것이다. 환자가 처음에 호소했던 어지럼증도 증상에 대한 충분한 설명을 듣고 호전되었고, 환자가

---

14 자가면역항체: 갑상선 질환 중 자가면역항체가 양성인 경우 그레이브스병이나 하시모토 갑상선염일 수 있다.

던 어지럼증도 증상에 대한 충분한 설명을 듣고 호전되었고, 환자가 말하는 현훈은 전정기관의 질환을 의심케 하는 빙글빙글 도는 것이 아닌 표현의 문제였을 뿐이었다. 심한 불안을 느낄 때 어지럼증과 메스꺼움이 동반되기도 하는데, 환자의 증상은 이 때문이었을 것으로 생각된다.

아급성 갑상선염(Subacute thyroiditis)

아급성 갑상선염은 전체 갑상선 질환의 약 1%를 차지하며, 통증을 동반한 갑상선 종괴가 가장 흔한 증상이다. 주로 20~50대에서 자주 발생하며, 상기도 감염 후 발현되는 경우가 많아 바이러스 감염이 원인인 것으로 추정되고 있다. 증상으로는 초기 근육통, 미열, 인후염 후 갑자기 발생하는 목의 통증이 특징적이며, 통증은 아래턱 또는 귀쪽으로 방사되거나, 삼킴 장애 및 삼킴 통증이 나타날 수 있다. 그리고 땀, 떨림, 체중 감소 등의 갑상선기능항진증 증상이 나타난다. 대부분 3~6주 이내 자연적으로 회복되나, 수주 내 초기 재발이 10~22%, 수개월 후 후기 재발이 1.4~4.0%로 보고되고 있다. 이 환자의 경우 이전에 접종한 COVID-19 백신과 상관성이 있는지 인과관계를 밝히긴 어렵지만 최근 화이자사 코로나-19 백신을 접종한 사람에게서 발생한 사례 보고가 있었기 때문에 백신과의 연관성을 배제할 수는 없다.

chapter 8

지속적인 명치통증으로 온
19세 여성

1
── 첫 대면

19세 여성이 약 3주 전부터 시작된 명치통증으로 가정의학과 외래에 왔다. 증상 발생 이후 다른 병원에서 혈액검사, 심전도, 복부 CT, 복부 초음파까지 검사를 다 받았으며 복부 CT에서 장염 의심 소견 외 별다른 소견은 없어 장염 치료를 받았다. 하지만 장염 치료 이후에도 증상이 지속되어 다른 병원에서 복부 CT를 재촬영하였고 큰 이상 없다고 하였다. 각종 검사에서 이상이 없다는데 증상이 지속되자 답답한 마음에 대학병원 가정의학과로 온 환자였다.

2
기초 면담

환자에게 명치 부위 통증에 대해 자세히 물어보니 명치 부근이 답답하고 콕콕 쑤시는 양상이며 특히 상체를 숙이거나 누울 때, 그리고 숨을 들이 마실 때 통증이 더 심해진다는 얘기를 하였다. 환자는 3년 전 맹장 수술을 받은 것 이외 특별한 과거력 없는 환자였다.

> 이 환자는 왜 검사는 다 정상인데
> 명치가 아픈 것일까?

3
기초 자료 수집

다른 병원에서 복부 통증의 감별을 위한 각종 검사들을 받고 왔기 때문에 환자가 가져온 검사 결과들을 재확인해봤지만 역시나 역류성 식도염이나 위염, 심장 문제로 인한 통증 가능성은 적어 보였다. 신체 검진에서 양측 호흡음은 깨끗했으며 복부를 촉진하였을 때 복부 전반에 눌렀을 때 아픈 압통이 있었으며 양측에서 경미한 늑골

갈비 척추각 압통^{CVA tenderness}15이 있었고 카르넷 징후^{carnett sign}16가 양성이었다.

4
— 첫인상 & 초기 계획

자세에 따라 통증이 악화되고 Carnett sign이 양성인 것으로 보아 내부 장기의 문제보다는 복부 근육의 문제가 있을 가능성이 높았다. 그리고 비특이적인 양상으로 비추어 보아 불안장애나 공황장애도 감별할 필요가 있었다.

5
— 심층 면담

환자에게 최근 스트레스 받는 일은 없는지 물어보았더니 6개월 전부터 입시 준비로 다소 스트레스를 받고 있는 상황이라고 하였다. 범 불안장애 진단 기준에 맞추어 해당하는 증상이 있는지 문진을 해 보았더니 진단 기준에 부합하는 근육긴장^{muscle tension}, 화를 잘 냄

---

15 늑골척추각 압통: 신우신염, 요로결석 때 주로 나타나는 증상으로 콩팥 위치를 약하게 칠 때 발생하는 울림 통증을 의미함.

16 Carnett sign: 복통 환자에서 통증이 복벽의 문제인지 아니면 배 안에 장기의 문제인지 감별할 수 있는 중요한 복부 진찰법. 양성일 경우 통증이 복벽의 문제임을 알 수 있다.

irritability, 수면 장애sleep disturbance, 주의 집중 곤란concentration difficulty, 쉽게 피로해짐easy fatigue, 안절부절 못함restlessness 증상이 모두 있었다.

환자가 숨 쉴 때, 혹은 움직일 때 유발되는 통증의 위치는 배곧은근rectus abdominis muscle의 바깥쪽 가장자리에 있는 복벽을 뚫고 나오는 늑간신경의 앞쪽 피부신경가지가 지배하는 부분이었다. 복부 통증의 원인으로 간과하기 쉬운 질환 중 복부 피부신경 포착증후군abdominal cutaneous nerve entrapment syndrome [17]이 있다. 또 다른 감별 질환으로는 배곧은근 부위의 통증유발점이 있는 근막 통증 증후군myofascial pain syndrome이 있다. 배곧은근 스트레칭 운동을 교육하고 통증유발지점에 근막통증유발점 주사치료를 시행하였다.

6
— 재방문

1주일 뒤 환자가 다시 왔을 때에는 증상이 상당 부분 호전되었으며, 복부를 촉진했을 때 압통도 사라져 있었다.

---

[17] 포착증후군: 신경이 근육이나 주변 조직에 압박되거나 덫에 걸린 것 같은 상태가 되어 증상이 발생하는 통증 증후군.

사례 해석

어릴 때부터 이 환자를 쭉 봐온 주치의가 있었다면 이 학생이 현재 수험생이고 이로 인해 스트레스가 많아 늘 긴장 상태가 지속되어 발생한 증상임을 알 수 있지 않았을까.

복부 피부신경 포착 증후군 또는 근막 통증 증후군

만성 복부 통증을 호소하는 환자들을 대상으로 복강 내 특별한 원인이 발견되지 않을 때 다양하고 불필요한 고가의 진단 검사들을 시행하게 되고 이 중엔 침습적인 검사들이 포함되는 경우가 많다. 하지만 만성 복부 통증의 상당수가 근골격계의 문제인 경우가 많으나 대부분 간과된다. 복부 피부신경 포착 증후군은 말 그대로 복벽에 복부의 피부신경이 포착되어 나타나는 통증 증후군이며 국소 마취제 및 스테로이드 주사, 스트레칭 교육만으로도 호전될 수 있다.

근막 통증 증후군 또한 근막에 통증 유발점이 생긴 후 그 부위에 압통(눌러서 아픈 양상) 및 방사통(문제 부위가 아닌 다른 부위로 퍼지는 듯한 통증)이 생기는 질환으로 치료는 위와 동일하다. 이와 같이 치료가 간단함에도 불구하고 복통의 경우 근골격계 원인을 생각하지 않는 경우가 많아 치료를 못 받는 경우가 많다.

chapter 9

자꾸 졸린 69세 여성

1
— 첫 대면

69세 여성이 1년 전부터 자꾸 졸린다고 가정의학과 외래에 왔다. 환자는 실제로도 눈이 많이 피곤해 보이는 인상이었다. 졸린 증상 이외에도 3개월 전부터 기운이 없고 가끔씩 열이 나고 식은땀 나는 증상, 가슴 답답함이 있어 원래 고혈압 약을 처방해주던 동네 의원 의사에게 이야기를 했으나 노화로 그런 것이니 별로 해줄 것이 없다는 이야기를 들었다고 한다.

2 ── 기초 면담

환자는 피곤한 증상, 기운 없는 증상 이외에도 눈이 침침해지는 것 같아서 4개월 전엔 안경까지 바꾸었으나 시야가 가려지고 잘 보이지 않는다고 한다. 체중의 변화나 수면 장애, 기분 장애는 없는 상태였다. 졸린 증상에 대해 좀더 자세히 물어보니 갑자기 잠이 들어버리거나 힘이 빠지는 등 기면증 소견도 아니었다.

> 이 환자는 과연 노화로 인해 졸렸던 것일까?
> 당신이 이 환자라면 어떤 과에
> 가장 먼저 찾아갔겠는가?

3 ── 기초 자료 수집

신체 검진을 하다 보니 환자의 눈꺼풀이 많이 처져 눈을 반 정도 가리우고 있는 양상이었다. 손가락으로 환자의 눈꺼풀을 들어올려 주었더니 눈도 잘 보이고 이마에 피로감이 줄며 편한 느낌이라고 하였다. 그 외 다른 이상 소견은 보이지 않았다.

4 ── 첫인상 & 초기 계획

환자의 신체 검진 시 눈꺼풀을 들어올렸을 때 피로감이 해소되는 양상으로 보아 후천성 안검하수로 인해 시야의 위쪽이 가려져 눈을 뜨려고 노력하기 때문에 금세 피로감을 느끼는 것으로 보였다. 하지만 다른 피로감의 원인을 감별하기 위한 혈액검사를 시행하기로 하였고 가슴 답답함이 있다 하여 폐기능 검사도 함께 시행하기로 하였다.

5 — 재방문

환자의 혈액검사, 폐기능 검사에서는 아무런 이상이 없는 것이 확인되었고 안검하수의 확진 및 치료를 위하여 안과에 협진을 진행하였다. 안검하수의 정도를 확인하기 위해 각막에 맺힌 불빛과 윗눈꺼풀 경계의 거리Margin to Reflex Distance 1; MRD1 를 측정하였고, 정상 범위는 4~5mm이나 환자의 경우 우안은 1mm, 좌안은 0mm로 심한 안검하수 소견을 보였다. 또한 눈꺼풀올림근의 기능을 확인해보는 검사Levator Function Test; LFT 는 정상이 15mm 이상이나 환자의 경우 양측 8mm로 떨어진 소견이 있었다. 이에 안과에서 후천성 안검하수 진단 하 수술을 진행하였고 수술 후 다시 가정의학과에 왔을 때에는 피로감이 훨씬 줄었으며 눈도 잘 보여서 시원한 느낌이라고 하였다.

사례 해석

이 환자의 사례는 졸림과 피로감의 원인으로 중요 장기의 질환들을 감별해 나가는 것도 중요하지만 외래 진료 시 환자의 외형도 파악하여 주요 호소 증상과의 연관성을 파악하는 것도 중요한 것을 알 수 있다. 또한 이 환자에게 주치의가 있었다면 이전과 달리 눈꺼풀이 점점 내려오는 것을 환자가 진료실에 들어옴과 동시에 알아볼 수 있지 않았을까?

후천성 안검하수

안검하수란 윗눈꺼풀이 아래로 처져 눈꺼풀 틈새가 작아진 상태를 의미한다. 눈꺼풀을 올렸다 내렸다 하는 윗눈꺼풀 올림근의 힘이 약해져서 발생하며 선천성과 나이가 들거나 외상을 입어 생기는 후천성으로 구분한다. 증상으로는 눈이 작고 항상 졸린 눈처럼 보이기도 하며, 눈을 뜨기 위해 이마에 힘을 주어 들어 올리기 때문에 이마에 주름이 잡히기 쉽고 피로감을 잘 느끼게 된다. 또한 안검하수가 심하면 눈을 사용하지 않아 시력이 약해질 수 있다.

chapter 10

롱코비드 증상인 것 같다는 45세 남성

1
— 첫 대면

2020년 전세계에 COVID-19 팬데믹이 찾아온 후 국내에서도 COVID-19에 감염된 환자들이 대규모로 발생하였고 감염에서 벗어난 이후에도 여러 후유증을 호소하는 롱코비드 환자들이 많이 찾아왔다. 이 45세 남성도 그중 한 명이었다. 환자는 COVID-19에 감염된 지 3개월이 지났는데도 몸 컨디션이 너무 안 좋다며 롱코비드 클리닉을 찾아온 것이다. 진료실에 들어온 이후에도 기침을 간헐적으로 했으며 몹시 마른 체형에 안색이 좋지 않았다.

2
기초 면담

COVID-19에 감염이 되었을 당시에는 열감, 기침 증상만 있었으나 이후 두 달째 간헐적인 미열과 함께 기침과 호흡곤란이 지속되고 있으며 세 달째 식욕이 없어서 체중이 10kg 감소하였다. 또한 귀가 먹먹한 증상, 가슴통증, 어지럽고 울렁거리는 증상, 심한 갈증이 동반되어 있었다. 코로나 걸린 후 남들도 다 힘들다고 하니 나도 그렇겠지 하며 견디어 보다가 증상이 너무 심해 동네 의원에서 혈액검사, 흉부 X-ray, 위내시경도 받았지만 특별히 이상은 없고 롱코비드 후유증이니 기다리면 좋아질 것이라 이야기를 들었다. 환자는 과거력은 전혀 없었으며 먹고 있는 약도 없고 해마다 건강검진을 했지만 특별히 이상소견은 없었다. 마지막으로 한 건강검진은 작년 11월경이었다.

> 이 환자는 정말 롱코비드 증상이었을까?
> 이 환자처럼 다양한 증상이 한번에 생길 때
> 어떤 의사를 찾아가겠는가?

3
첫인상 & 초기 계획

롱코비드 증상이 워낙 다양하고 전 계통에 영향을 줄 수 있기는 하지만 롱코비드만으로 설명하기에는 환자의 체중감소가 단기간 너무 심하였고 간헐적인 미열, 기침, 호흡곤란이 있다는 것에서 결핵, 암, 에이즈와 같은 질환의 감별이 필요해 보여 혈액검사 및 복부 CT, 흉부 X-ray를 처방하였다.

4 — 재방문

체중감소의 원인을 찾기 위해 혈액검사와 흉부 X-ray, 복부 CT를 시행하였는데 혈액검사에서 인간면역결핍바이러스HIV[18] 스크리닝 검사가 양성 소견이었고 흉부 엑스레이에서는 비전형적 폐렴 소견이 보였다.

5 — 심층 면담

환자에게 감염 경로를 확인하기 위하여 추가 면담을 진행하였는데 본인은 이성애자이며, 성관계도 안 한 지 10년 정도 되었고 특별히 수혈 받은 적도 없다고 하였다. 수술력으로는 5년 전 하지정맥

---

18 HIV 바이러스는 감염 시 점진적으로 특정 백혈구를 파괴하고 후천성 면역결핍 증후군(AIDS, 에이즈)을 일으키는 바이러스이다.

류로 인하여 동네 의원에서 수술을 받았다고 한다. 환자는 미혼이었으며 남동생과 함께 동거하고 있었으며, 남동생과 면도기를 공유하고 있다고 하여 남동생도 HIV 스크리닝 검사를 진행하기로 하였다. 감염 경로가 명확하진 않았지만 추가로 진행된 확진 검사에서도 양성이 나와 감염내과로 협진을 의뢰하였다.

6
─ 재방문

감염내과에서 추가로 시행한 검사에서 CD4+T세포의 수는 36개/ml로 에이즈 진단 기준[19]에 해당하였고 항바이러스제 치료를 바로 시작하였다.

사례 해석

국내에는 HIV 감염자의 수가 매우 적기 때문에 체중감소 환자를 보더라도 처음부터 의심하기가 어려울 수 있다. 하지만 환자는 2개월 이상 열이 지속되고 있었고 3개월간 10kg의 극심한 체중감소가 있

19 HIV에 의해 CD4+T 세포수가 200개/ml 미만이거나 면역체계가 손상되어 건강한 사람에게는 잘 나타나지 않는 세균, 바이러스, 곰팡이, 원충 또는 기생충에 의한 기회감염증 등의 증상이 나타날 경우 에이즈로 진단한다.

었다는 점을 고려했을 때 이 환자를 지속적으로 봐오던 주치의가 있었다면 롱코비드로 판단하기 이전에 다른 감염성 질환, 암 등을 감별해 볼 필요가 있다고 생각했을 것이다. 하지만 이 환자의 경우 증상이 호전되지 않자 여러 의원을 돌아다녔고 이 환자를 처음 만나는 의사들은 짧은 면담시간이란 제한으로 인해 단순히 코로나 후유증 또는 감기 기운이라고 생각하고 약만 처방했고 환자가 다시 오지 않자 괜찮아졌을 것으로 여겼을 것이다. 이번 사례에서처럼 끝까지 환자의 문제를 해결해주기 위해 애쓰는 주치의의 역할은 너무나 중요하다. 또한 메르스, COVID-19 대유행과 같은 감염병이 창궐하는 이 시대에 여러 병·의원을 돌아다니는 것은 감염병을 확산할 수 있다는 측면에서도 지양해야 할 것이다.

후천성 면역결핍증 (AIDS)

우리나라의 인간면역결핍바이러스 Human Immunodeficiency Virus; HIV 감염자 수는 2019년 기준 1만 3857명으로 유병률은 낮은 편이나 최근 신규 감염 신고건수는 줄어들지 않고 있다. 신규 감염자가 2013년 처음 1,000명을 넘은 이후로 지속적으로 1,000명대 언저리를 오가고 있다. HIV는 바이러스에 감염된 사람이나 동물의 체액 혈액, 정액, 질액 과의 밀접한 접촉을 통해 전파된다. 처음 감염 시 발열, 발진, 림프절 부기, 피로 같은 증상이 수일 내지 수주 지속되다가 이후 십 년 이상 건강한 상태를 유지하게 된다. 하지만 치료를 하지 않으면 보통 10년 이내에 증상이 다시 발생하고 심각한 감염 및 암, 체중감소가 동반되는 에이즈가 발생하게 된다.

chapter 11

임종을 준비하기 위해
보호자가 모시고 온 72세 남성

1
─ 보호자와의 첫 대면

췌장암 말기로 진단받고 항암치료를 받아오던 72세 남성의 보호자가 대학병원 가정의학과에 왔다. 환자는 지방의 한 도시에서 혼자 거주하던 중 일주일 전부터 가족과 연락이 되지 않아 가족이 집으로 찾아가 보니 의식이 반혼수semi-coma 20인 상태로 발견되었다고 한다. 이후 환자는 그 지역의 한 병원으로 이송되어 다발성 장기 부전이 진단되었고, 보호자들은 더이상 연명치료를 하지 않겠다고 서명

---

20 반혼수: 의식수준을 5단계로 나눌 수 있는데 반혼수는 자발적인 근육 움직임이 거의 없으며 고통스러운 자극을 주었을 때 어느 정도 피하려는 반응을 보이는 정도의 의식수준이다.

을 하였으며 임종까지 호스피스 케어를 원하던 보호자들의 연고지 관계로 본원 가정의학과에 전원을 왔다. 환자가 입원했을 당시 환자는 의식이 처져 대화가 되지 않는 상태였다.

2
기초 면담 & 기초 자료 수집

환자의 기대 여명을 계산하였을 때 3주 이내로 예측되었다. 보호자와 면담을 진행해보니 환자는 이번 입원 직전까지 혼자 외래로 항암치료를 받으러 다닐 정도로 일상 생활에 큰 문제가 없었던 분으로 현재 상태가 암으로 인한 악화 상태deteriorating status 보다는 불안정기로 판단되어 적극적인 치료를 한다면 컨디션 회복의 가능성이 있음을 보호자에게 설명하였다. 보호자(아들)는 어릴 때 아버지가 가정폭력을 행사하였고 본인이 네 살 때 아버지가 집을 나간 이후 거의 왕래하지 않고 지냈다며 아버지가 지금 돌아가셔도 상관없다는 말을 하였다. 하지만 한편으로는 지난날 가족들에게 왜 그렇게 했는지 물어보고 싶고 사과도 받고 싶다는 얘기를 해서 적극적인 치료를 하기로 결정하였다.

3
── 재평가

다행히도 환자는 수액공급 및 수혈 등을 하며 장기 부전 상태가 호전되었고 입원한 지 4일째엔 의식이 돌아왔다. 우린 환자와 보호자의 관계 회복을 위하여 상담을 진행하기로 하였는데 평소 가톨릭 신자였던 보호자들의 의사를 존중하여 수녀님과 의료진이 함께 가족 상담을 진행하였다. 가족 상담을 통해 환자가 본인의 과거를 돌아보고 현재 상태를 인정하며 남은 기간 가족들과 의미 있는 시간을 보낼 수 있도록 안내를 하였다. 면담을 일주일 간 지속하며 환자는 가족들에게 '고맙다, 미안하다' 표현하기 시작했고 보호자와 함께 웃기도 하며 시간을 보내기 시작했다. 환자 스스로도 내원하기 전보다 마음이 많이 편해졌다고 하였고, 보호자도 마음의 응어리가 많이 풀려 이전보다 아버지를 좀더 편안하게 볼 수 있게 되었다고 하였다. 약 2주간의 입원치료를 끝으로 환자는 타병원 호스피스 병동으로 전원하였다. 한 달 후 우리는 환자 상태를 확인하기 위하여 환자가

185

입원 중인 호스피스 기관에 전화를 하였는데, 담당 의사에게 환자 이름을 말하자마자 "아! 그분이요. 항상 유머가 넘치고 이야기를 재미있게 잘하셔서 주변 환우분들에게 인기가 많은 분이에요"라고 대답하였다.

환자는 타병원 호스피스 기관에서 지내는 동안 유산을 자녀들에게 분배하고 사회에 기부하기도 하는 등 자신의 주변을 정리하는 시간을 가졌으며, 독서 및 하고 싶은 취미 생활을 즐기며 남은 여생을 보냈다. 6개월이 지난 시점에 한 통의 메일이 왔다. 환자의 아들로부터 온 메일이었다. 환자는 기대 여명보다 더 길게 총 6개월을 호스피스 기관에서 지냈고 크리스마스 연휴에 영면하셨다고 한다. 아들의 메일엔 오래 묵은 가정사로 인하여 어찌할 바를 몰라 초조하고 불안한 상황이었는데 치료뿐 아니라 얽히고 설킨 감정의 실타래를 차근차근 풀어낼 수 있는 시간을 선물로 주셔서 무척 감사하다고 쓰여 있었다.

사례 해석

말기암 환자의 경우 어느 정도 컨디션이 유지되다가 임종을 한두 달 앞두고 1~2주 사이에도 차이를 알아볼 정도로 컨디션이 떨어지는 모습의 사망 궤적 trajectory of dying을 보인다. 하지만 이 환자의 경우

급격히 컨디션이 나빠지기 직전 혼자 걸어서 항암치료를 하러 병원을 다닐 수 있던 분으로 하루 이틀 사이에 나빠진 것은 탈수나 감염 등 급성 악화를 일으킨 원인이 있을 수 있다. 따라서 이를 교정한다면 다시 이전의 컨디션으로 돌아올 수 있는 환자였던 것이다. 또한, 이 환자의 경우 주치의가 보호자와 환자 간 해결해야 할 문제를 파악하지 못했다면 적극적인 치료의 목적이 없었을 것이고, 결국 가족 간의 깊은 감정의 골은 메워지지 않은 채 환자분이 돌아가셨을 것이다. 주치의는 환자뿐 아니라 그 가족까지도 함께 치료의 대상에 포함하는 광의의 개념을 지니고 있다.

호스피스

호스피스의 정의는 생명을 위협하는 질환을 가진 환자의 신체 증상을 적극적으로 조절하고 환자와 가족의 심리, 사회적, 영적 어려움을 돕고 고통을 완화시켜 '삶의 질'을 향상시키는 것을 목표로 하는 의료서비스이다. 때때로 호스피스는 아무것도 안하고 환자가 편하게 죽음을 맞이하게 하는 수동적인 의료로 오해 받는다. 하지만 앞에서 말한 정의에 합당한 진정한 호스피스 케어를 위해선 환자와 가족이 임종 전 해결하지 못한 문제가 있다면 그것을 마무리하고 갈 수 있도록 최선을 다해 도와주는 것이 필요하다. 또한 환자와 보호자에게 건강과 관련하여 앞으로 일어날 일에 대해 설명을 충분히 해주고 그들에게 치료의 선택권을 줄 수 있어야 한다.

chapter 12

피부에 홍반이 자꾸 생기는 69세 남성

1
― 첫 대면

69세 남성이 수 년 전부터 피부에 반복적으로 붉은 병변이 올라온다며 가정의학과에 왔다. 환자는 발진이 몸 여러 군데 돌아가면서 발생하며 호전과 악화를 반복해 수차례 피부과 진료를 보았으나 원인을 밝히지 못하였으며 최근에는 양쪽 무릎과 손목 통증이 있고 다리 부위에 누르면 아픈 양상의 피부 병변이 다시 생겨 타병원 류마티스내과에서 피부과 진료를 보라는 이야기를 들었다고 한다. 하지만 기존에 비슷한 피부 병변으로 우리 과에서 치료를 받아 완쾌되었던 딸의 권유로 오게 되었다.

2 기초 면담

환자는 피부 증상이 시작된 정확한 시점은 기억하지 못하나 3~4년 정도는 된 것 같다고 하였으며 증상이 한 달 정도 유지되다가 좋아지길 반복했다고 한다. 양쪽 손바닥은 각질이 많이 벗겨지기도 했으며 2~3달 전부터는 양쪽 팔꿈치에 통증이 있다가 7일 전부터는 양쪽 무릎과 손목까지 통증이 생겼다고 한다. 양쪽 무릎은 통증 정도를 물어보았을 때 점수로는 10점 만점에 7점으로(10점에 가까울수록 심한 통증을 의미) 상당한 정도의 통증을 호소하였으며 걷기 힘들 정도로 날카로운 양상이라고 하였다.

> 당신이 이 환자라면
> 어느 과 의사를 먼저 찾아갈 텐가?

3 기초 자료 수집

환자의 무릎을 신체 검진하였다. 무릎은 굽혔을 때 통증이 감소하였고 펼 때 악화되었으며 손목은 굽힐 때 펼 때 모두 통증이 유발되었다. 환자의 피부 병변은 정강이와 발목 부위에 여러 개가 있었고 빨갛고 동그란 모양으로 융기된 결절 홍반erythema nodosum 양상이었으며 손가락으로 눌렀을 때 환자가 통증을 느꼈다. 환자에게 열은 없었다. 환자는 5~6년 전 작업장에서 사고로 발생한 늑골^{갈비뼈} 골절 때문에 흉관 삽입 치료를 받은 것 이외에는 특별히 치료받거나 복용하고 있는 약은 없는 상태였다. 사고와 관련하여 물어보니 환자는 45년 전부터 공사 현장에 근무하며 쇠 만지는 일을 하고 있다고 하였다. 또한 환자는 매일 소주 1병을 마시고, 40년간 하루 한 갑씩 담배를 피우고 있다.

4
─ 첫인상 & 초기 계획

여러 부위의 관절통은 환자의 직업력과 관련하여 과사용으로 인한 통증일 가능성도 있었지만 피부 병변이 오랜 기간 반복된다는 점에서 바이러스 감염, 자가면역 질환, 결핵^{마이코박테리움} 감염 등에 의한 반응성 관절염^{reactive arthritis}일 가능성도 있어 보여 혈액검사와 결핵균에 대한 가래^{객담}검사를 시행하기로 하였다.

5
─ 재방문

환자의 혈액검사에서 염증과 관련된 CRP 수치가 상승되었고, 결핵균 가래검사는 음성이었지만, 잠복 결핵검사가 양성이었다.

6
─ 심층 면담

환자에게 이전에 결핵에 걸린 적이 있는지 물어보았더니 5년 전 딸이 폐결핵을 진단받고 치료를 받았다고 한다. 환자의 딸은 폐결핵 약을 복약한 후 완치 판정을 받았으며 환자도 당시에 잠복 결핵 소견이 있었으나 복약은 필요하지 않다고 들었다고 한다. 또한 딸도 결핵 당시 현재 환자가 보이는 관절통과 피부 병변, 미열 증상이 비슷하게 나타났다는 이야기를 하였다. 결핵이 있을 때도 결절홍반이 나타날 수 있기 때문에 환자가 활동성 또는 잠복 결핵일 가능성이 높다고 판단하고 결핵에 대한 평가를 지속하였다.

7
─ 재방문

환자의 최종 진단명은 잠복 결핵으로 결핵약 처방을 시작하였고 결핵약 부작용이 발생할 수 있기 때문에 금주, 금연할 것을 엄격히 교육하였다. 결핵약을 투약하고 한 달 뒤 왔을 때 환자의 피부 병변, 관절통 모두 호전된 상태였다.

사례 해석

이 환자는 별개의 증상으로 보였던 반복적인 피부 홍반과 관절통,

그리고 결핵의 가족력이 모두 연결되어 있었던 사례이다. 이 환자의 가족을 지속적으로 봐오던 주치의가 있었다면 딸이 겪었던 증상이 아버지에게 반복되고 있다는 사실을 금세 알아차릴 수 있었을 것이고 딸이 결핵을 앓았다는 점과 환자가 잠복 결핵 소견이 있었다는 사실 또한 미리 알고 있었기 때문에 환자의 증상들을 결핵과 쉽게 연결할 수 있었을 것이다. 하지만 이들에겐 연속성을 가지고 진료하는 의사가 없었기 때문에 환자는 증상이 발생할 때마다 피부과, 류마티스내과 진료 후 피부와 관절 각각의 증상에 대한 분절적이고 대증적인 치료만을 반복했던 것이다.

결절홍반(Erythema nodosum)

결절홍반은 급성으로 통증과 압통(눌렀을 때 아픈 증상)을 동반하면서 피부가 붉고 만졌을 때 열감이 느껴지는 단단한 덩어리 같은 것이 주로 정강이 또는 발목에 나타나는 양상을 보이며 단순 포진바이러스, 사슬알균 또는 결핵균 등의 감염원, 항생제 및 경구 피임약 등의 약물, 백혈병이나 림프종과 같은 악성종양, 염증성 장질환 등의 만성 염증질환에서 발생할 수 있다. 결절은 수일에서 수주일 간 지속하면서 붉은 색조가 보라색이나 멍이 든 것 같은 색조로 변화하면서 색소를 남기기도 한다. 병변의 크기는 1~5cm 정도로 결절들이 합쳐지어 큰 모양을 이루기도 한다. 대부분 3~6주 지속되다가 소멸되며 발열, 피로감, 관절통과 같은 전신증상을 동반하기도 한다.

chapter 13

가슴이 아픈 69세 남성

1 ─ 첫 대면

69세 남성이 가슴 통증으로 순환기내과에 방문해 심전도, 심근효소검사, 흉부 x-ray 검사까지 시행하였지만 특별한 소견이 보이지 않았으며 역류성식도염 약을 처방받아 먹었으나 증상이 지속되어 가정의학과에 왔다.

2 ─ 기초 면담

환자는 2달 전부터 조이는 듯한 가슴 통증이 하루에 2~3번 정도 발생하였다. 특별히 운동을 하거나 신체적 활동을 많이 할 때 통증이 생기지는 않았고 가만히 있다가도 증상이 발생했다. 증상이 한 번 발생하면 10~15분 정도 지속되다가 사라졌으며 답답한 느낌도 간혹 있었다. 기침이나 가래와 같은 호흡기 계통의 질환을 의심할 만한 증상은 없었다. 또한 왼쪽 엄지손가락이 간헐적으로 떨리는 느낌도 있다고 하였으나 진료실에서는 떨림이 확인되지 않았다. 양쪽 손끝에 감각이 떨어지는지 확인하였으나 감각은 정상이었고 손끝의 힘도 정상이었다.

> 이 환자는 정말 심장 문제로 가슴이 아픈 걸까?
> 당신에게 가슴 통증이 있다면
> 어느 과에 먼저 가겠는가?

3
─ 기초 자료 수집

환자가 아프다고 하는 부위를 손으로 눌러보니 통증이 있었다. 환자가 다른 병원에서 검사한 심전도와 혈액검사 결과를 확인하니 모두 정상이었다. 흉부 X-ray에서도 폐렴이나 기흉[21]과 같이 가슴

---

21 폐에 구멍이 생겨 폐와 늑막 사이 공간으로 공기가 고이게 되는 질환으로 가슴통증과 호흡곤란이 생길 수 있다.

통증을 유발할 수 있는 질환이 의심되진 않았다. 환자는 공무원으로 평생 근무하다가 은퇴한 분으로 평소 건강 관리에 관심이 많아 술, 담배도 일절 하지 않았으며 그동안 진단 받은 병이나 먹고 있는 약은 전혀 없었다. 가족 중에도 심장 질환을 앓거나 심장 질환으로 돌아가신 분은 없었다.

4 ─ 첫인상 & 초기 계획

환자의 생활습관이나 다른 병원에서 시행한 검사 결과를 미루어보아 심장 질환보다는 근육 긴장으로 인한 통증 가능성이 높아 보였으나 환자가 협심증에 대해 다시 한 번 검사를 받기 원하여 확인 차 심전도 및 혈액검사를 다시 해보기로 하였다. 또한 왼쪽 손가락 떨림에 대해 갑상선기능항진증을 배제하기 위하여 검사를 시행하기로 하였다.

5 ─ 재방문

우리 병원에서 검사한 심전도, 혈액검사, 갑상선 호르몬 검사 결과 모두 정상이었다.

── 심층 면담

환자에게 스트레스 받는 일은 없는지 물어보았더니 그때부터 이야기들이 쏟아져 나왔다. 환자는 건물을 몇 채 소유하고 있을 정도로 경제적으로 풍족했는데 은퇴를 몇 년 앞둔 시점 아내가 사기를 당해 빌딩을 경매로 날리고 수억 원 손해를 봤다고 한다. 현재도 빚으로 인해 은퇴 후 다른 일들을 하며 빚을 갚고 있지만 아내는 아직도 사치하던 삶의 태도를 바꾸지 못하고 돈을 흥청망청 쓰는 것이 너무 스트레스라고 고백했다. 이혼도 몇 번 생각했지만 자식이 결혼할 때 흠이 될까 봐 미루고 미루던 것이 벌써 10년이 넘었다며 본인도 이 스트레스 때문에 병이 나겠다고 생각은 하셨다고 한다. 환자는 6개월 이상 지속된 과도한 걱정 또는 불안과 함께 근육긴장, 수면장애, 쉽게 피로해짐 증상이 있는 상태로 범불안장애 진단 기준[22] 중 3가지를 가지고 있었다. 환자에게 스트레스가 지속되며 생긴 불안장애로 근육이 긴장되며 흉통이 생길 수 있다고 설명하고 항불안제를 처방하였다.

---

22 90, 170p 불안 장애 설명 참조.

7
— 재방문

2주간 항불안제를 복용한 환자는 가슴 통증과 함께 왼쪽 엄지손 가락이 떨리던 증상도 사라졌다고 하였다. 그리고 선생님과의 진료 시간이 임금님 귀는 당나귀 귀라고 외치던 대나무 숲과 같았다며 자 신의 이야기를 들어주어 감사하다고 하였다.

사례 해석

지식 수준이 높고 평소 건강에 관심이 많은 환자일수록 가슴 통증이 생기면 협심증이나 심근 경색일 수 있으니 순환기내과에 가야 한다 는 생각을 가진 분들이 많다. 이 환자분 역시 가슴이 아프니 심장 질 환이 염려되어 순환기내과부터 방문하였다. 물론 위중한 질환을 먼 저 확인해야 하기 때문에 이것이 잘못된 것은 아니다. 하지만 전형 적이지 않은 가슴 통증의 경우 심장 문제가 제외된다면 근골격계 통 증이나 불안장애로 인한 신체적 증상일 수 있음을 염두에 두어야 한 다. 또한 이 환자의 또 다른 증상인 왼손의 떨림도 불안으로 인해 발 생한 증상이었기에 환자가 통증의 원인에 대해 설명을 듣고 불안감 이 해소되자 함께 호전되었다.

이 환자분은 고위 공무원까지 지내다 은퇴한 분으로 그동안 본인의 가정사 및 스트레스 요인, 감정적 어려움을 누구에게도 이야기하지 못했다. 사회적으로 지위가 높은 사람의 경우 자신의 감정적 문제를 쉽게 노출시키지 않아 숨겨진 문제를 찾기 어려울 수 있으므로, 편안하게 이야기 할 수 있는 주치의가 꼭 필요하다.

비심장성 흉통(Noncardiac chest pain)

가슴 통증으로 오는 환자들은 심근경색과 같이 목숨이 경각에 달린 관상동맥 질환 심장을 먹여 살리는 동맥이 막히는 질환 여부를 확인하기 위해 심장과 관련된 검사를 먼저 하게 된다. 검사 결과 심장의 이상이 없으나 가슴 통증이 지속되는 경우 비심장성 흉통이라고 하며 가슴 통증으로 가정의학과를 내원하는 환자의 80% 이상(근골격계 원인이 55%로 가장 흔했음)이 비심장성 흉통이라는 연구 결과가 있다. 이처럼 드물지 않게 발생하나 환자는 지속적인 통증과 불안감으로 인해 일상생활에 지장을 받거나, 혹은 반복하여 병원을 찾는 것으로 알려져 의료비 상승의 한 요인이 된다. 비심장성 흉통을 일으키는 질환은 다양하며 근골격계 질환을 비롯하여 위식도역류 질환, 정신과적 질환 공황장애, 불안, 우울증, 늑막 질환, 담도 및 위장관 질환 등 여러 원인이 관여하는 것으로 알려져 있다.

chapter 14

가슴이 아픈 38세 남성

1
첫 대면

체구가 좋은 38세 미국인 남성이 왼쪽 어깨로 뻗치는 가슴 통증으로 가정의학과에 왔다. 환자는 한 달간 지속된 증상으로 여러 병원에서 반복된 검사를 받았으나 이상이 없었다고 들었으며 아무도 본인에게 증상이 왜 생기는지 설명을 해주지 않아 답답한 마음에 가정의학과에 오게 되었다.

2
기초 면담

한 달 전 처음 증상이 발생했을 당시 환자는 가까운 내과 의원에

방문하여 심전도와 혈액검사를 받았고 이상은 없으나 순환기내과 전문의를 보는 것이 좋겠다는 이야기를 들었다. 이후 대학병원 국제진료소를 방문하여 다시 한 번 심전도와 혈액검사를 받았고 이상은 없으나 증상이 지속된다고 하여 순환기내과를 예약하였다. 이후 병원에서 돌아오던 중 갑자기 울렁거림과 어지러움, 왼쪽 가슴과 어깨가 쥐어짜는 듯한 통증이 있어 응급실로 가 또다시 심전도와 혈액검사, 관상동맥혈관조영술까지 받았으나 이상이 발견되지 않아 역류성식도염 약만 처방 받고 퇴원하였다. 환자는 약을 먹어도 1주일 정도는 증상이 지속되다가 최근에서야 약간 호전되는 듯 하나 여전히 가시지 않는 통증 때문에 가정의학과를 방문하였는데 그동안 자기가 겪었던 증상들과 검사 결과들을 메모에 쭉 적어왔다. 메모 마지막 부분엔 대한민국에 자기를 치료해 줄 의사가 없다는 좌절감이 적혀 있었다.

이 환자는 왜 가슴 통증이 있었을까?
심장 문제는 정말 아니었을까?

3 — 심층 면담

환자는 근육이 잘 발달한 남성이었고 평소 헬스 운동을 즐겨하는 편이었다. 과거에 오스굿씨 병^{Osgood-Schlatter disease} [23]을 진단 받아 학창 시절 자주 무릎이 아팠는데 이 때문에 진통소염제를 자주 먹었으며 최근에도 운동을 격하게 하면 무릎 통증이 있어 운동을 하기 위해 진통소염제를 먹었다. 지속적인 진통소염제 복용은 위염이나 심할 경우 위궤양을 일으킬 수 있는데 위 주변을 지나는 가로막 신경^{phrenic nerve}이 자극될 경우 어깨 통증이 함께 발생할 수 있다는 설명을 환자에게 해주었다. 또한 환자가 처방 받았던 역류성식도염 약은 양성자펌프 억제제^{Proton pump inhibitor, PPI} [24]의 일종인데 이 약은 보통 1주일 정도 시간이 지나야 증상이 호전되기 때문에 약을 먹고도 한동안은 증상이 있었을 것이란 얘기를 하니 그제서야 환자가 수긍을 했다.

사례 해석

오스굿씨 병은 뼈와 근육이 급성장하는 10~15세 성장기에 주로 발생하고 성인이 되면서 증상이 좋아지지만 격렬한 운동을 지속하거

---

[23] 무릎뼈(슬개골)와 다리뼈(대퇴골)를 연결하는 인대 중 무릎 아래 튀어나온 부분과 연결된 부분에 염증이 생기는 병.
[24] 위산 분비를 억제해 역류성식도염, 위염, 위궤양 등으로 인한 속쓰림이 있을 때 증상을 완화시키는 약.

나 반복적인 자극이 가해지면 무릎 통증이 발생할 수 있다. 이 환자의 경우 성인이 된 후에도 운동을 지속했기 때문에 무릎 통증이 반복되었고 이로 인한 진통소염제 복용으로 유발된 위염, 위궤양이 가슴 통증과 어깨 통증을 함께 발생시킨 것이었다. 의사들이 심장 문제가 아닌 가슴 통증이 지속될 때 역류성식도염 약을 흔하게 처방하는 데 이 약 덕에 환자는 증상이 좋아졌지만 어떤 의사도 약을 먹은 후 어느 정도 시간이 지나야 증상이 좋아지는지, 또한 이후 경과에 대해 설명해주지 않았기 때문에 환자는 불안감에 싸여 있었다. 정확한 진단과 처방이 이루어졌음에도 불구하고 환자의 증상이 언제쯤 좋아질 수 있는지, 예후에 대한 설명이 없었기에 환자는 본인이 제대로 치료 받지 못하고 있다고 느낀 것이다.

오스굿씨 병(Osgood-Schlatter disease)

오스굿씨 병은 무릎 인대에 염증이 생기는 병으로 무릎을 과도하게 사용할 경우 잘 생겨 활동성이 높은 남자아이들에게서 상대적으로 많이 나타나며 치료 없이 운동을 계속할 경우 무릎 통증이 심해질 수 있다. 증상이 생기는 시기와 양상이 성장통과 비슷하기 때문에 성장통으로 오인받는 경우가 많고 이로 인해 치료가 늦어지기도 한다. 치료법은 운동을 줄이고 휴식을 취하는 것이며 아이의 성장과 함께 성장 연골판이 없어지면서 대부분 저절로 치유된다. 하지만 성인이 되어서도 무릎을 꿇거나, 기어다니는 자세와 같이 인대에 무리를 주는 행위를 할 경우 무릎 통증이 발생할 수 있다.

비스테로이드소염제 관련 소화성 궤양
(NSAIDs related peptic ulcer)

비스테로이드소염제Non-Steroidal Anti-Inflammatory Drugs, NSAIDs는 스테로이드 성분을 가지지 않으면서 진통과 해열, 항염증 작용을 하는 약으로 관절 통증, 감기, 암성 통증 등 다양한 경우에 쓰이는 진통소염제이다. 이 약은 위장 점막에 손상을 일으켜 복통, 가슴 쓰림, 소화불량과 같은 위장관 증상을 일으킬 수 있으며 경미한 점막 손상부터 미란성 위염위벽이 깊게 패이지 않고 살짝 벗겨진 정도의 위염, 소화성 궤양, 출혈 및 천공위에 구멍이 뚫려 위 안의 음식, 위산이 바깥으로 새는 것과 같은 궤양 합병증에 이르기까지 다양한 양상을 보인다. 치료는 비스테로이드소염제를 중단하는 것이 가장 중요하며, 양성자 펌프 억제제, 위산 억제제 등을 복용해야 한다.

chapter 15

피부에 물집이 잡히는 87세 여성

1 — 첫 대면

지방의 한 도시에 있는 요양원에 입원 중이던 87세 여성이 왼쪽 허벅지, 왼손 부위에 물집이 잡히고 가려움증이 함께 발생하였다. 요양원에서는 물집의 원인을 파악하기 위해 외부 피부과 전문의에게 의뢰하여 진료를 보았지만 정확한 진단을 위해서는 피부 조직검사가 필요하다고 했다. 왜 검사가 필요한지 별다른 설명 없이 조직검사를 진행하자는 말에 환자 보호자였던 아들은 피부과 전문의에 대한 신뢰가 깨져 지인인 가정의학과 전문의에게 환자 상태에 대해 이야기 하였다. 서울 대학병원에서 근무하던 가정의는 물집 사진과 증상을 듣고 물집유사천포창bullous pemphigoid에 대한 인터넷 정보를 찾아 자료를 보내주며 피부과에서 조직검사를 해보라 권유하였지만 이미 의료진과 라포rapport 25가 깨진 보호자는 환자를 모시고 서울에 있는 대학병원 가정의학과까지 오게 되었다.

2 ── 기초 면담

환자는 3개월 전부터 요양원에 계시던 분으로 입원 후 얼마 지나지 않아 배우자가 노환으로 사망하는 일이 있었다. 물집이 발생한 것은 한 달 전으로 전신 가려움증과 함께 다양한 크기의 물집이 손가락 사이와 허벅지에 생겼으며 1주일에 1~2개 꼴로 개수가 증가했다. 요양원에서는 환자의 연세도 있으니 노환으로 치부하고 외부 피부과 진료를 한 번 본 것 이외에 특별히 조치를 취하지 않았다. 요양원에서 최근 식사를 잘 못하셨는지 요양원에 들어가기 전에 비해 6~7kg 정도 체중이 감소한 상태였다.

> 이 환자는 꼭 지방에서 서울까지
> 와야만 했을까?

25　치료자와 환자 사이의 치료적 관계.

3 — 기초 자료 수집

환자는 60세에 뇌출혈로 인해 수술 및 재활치료를 받고 특별한 후유증 없이 회복되었던 병력이 있었으며, 4~5년 전 왼쪽 손, 팔의 떨림 증상으로 집 근처 병원에서 파킨슨 병을 진단 받고 치료제 두 가지를 복용하고 있었다. 그 외에 치매약, 이상지질혈증약, 진통소염제, 소화제를 함께 복용하고 있었다. 환자의 손 떨림 증상은 호전과 악화를 반복하고 있었고 8개월 전부터는 걷기도 거의 힘들어져서 워커에 의지하고 있었다. 진료실에서도 가만히 있을 때 손을 일정 속도로 떠는 모습을 보였다. 또한 최근에는 때때로 가족이 누군지도 못 알아보기도 하며 말이 심하게 어눌해지는 모습을 보인다고 보호자가 이야기하였다. 물집을 확인하여 보니 왼쪽 엉덩이, 허벅지, 손가락, 팔 부위에 다양한 크기의 수포가 있었고 몇 군데는 수포가 터져 피부가 벗겨져 있었다.

4 — 첫인상 & 초기 계획

환자의 물집 양상과 간지러운 증상으로 보아 역시나 물집유사천포창 가능성이 높아 보여 피부과에 의뢰해 조직검사를 시행하고 항균연고를 도포하고 스테로이드제 복용하도록 하였다. 또한 파킨슨 증상도 현재 복용하고 있는 양으로 조절이 잘 안 되고 있어 신경과와 상의하여 용량을 더 올리기로 하였다.

5
― 재평가

치료를 시작하고 2주 정도 후 환자의 수포와 가려운 증상은 많이 호전된 상태였다. 피부 조직검사에서 물집유사천포창이 확인되어 피부과에서는 약을 지속하기로 하였다. 파킨슨 치료제 용량을 올린 이후 말이 어눌한 증상이 호전되고 부축을 받아 화장실을 갈 수 있게 되었고, 가족과 간단한 대화가 가능해졌다.

사례 해석

이 환자의 경우 지방에서 피부과 전문의가 조직검사에 대해 충분히 설명을 하고 검사를 진행했다면 별다른 어려움 없이 진단과 치료를 시작했을 것이고 번거롭게 고령인 환자가 서울까지 올라올 일도 없었을 것이다. 또한 주치의가 있었다면, 환자를 직접 보지 않고 보호자의 이야기만 들었어도 충분한 설명을 한 후 동네 피부과 전문의에게 찾아가 조직검사를 하라고 권유해주었을 것이고, 적절한 용량의 파킨슨 약제를 사용할 수 있도록 해주었을 것이다. 주치의는 환자의 모든 증상을 본인이 다 검사하고 치료할 수는 없으나 조정자coordinator 의 역할을 해주는 사람이기에 대면하지 않아도 진료가 가능하다. 최근 몇 년간 비대면 의료, 원격 진료가 국내에도 더 활성화되어야 한다는 주장들이 있다. 하지만 한 번도 대면한 적이 없는 환자를 원격 진료하는 것은 오진의 위험이 크다. 원격 진료, 비대면 진료는 그 환자를 이미 잘 알고 있는 주치의가 담당할 때 가장 안전하며 장점을 극대화할 수 있다.

물집유사천포창(Bullous pemphigoid)

팔다리의 굽힘 부위나 배, 넓적다리에 주로 나타나는 팽팽한 모양의 수포로 심한 가려움증을 동반하는 경우도 있다. 65세 이상의 노령층에서 주로 발생하며 피부에 대한 자가항체가 생겨 피부와 점막을 공격해 피부의 표피와 진피가 분리되며 물집이 생기게 된다. 물집이 국소적으로 생겼을 경우 스테로이드 연고만으로도 잘 치료가 되나 물집의 범위가 넓을 경우 전신 스테로이드와 함께 경구 면역억제제를 함께 사용할 수 있다.